Las Maravillas del Masaje

cómo obtener un cuerpo sano y vigoroso

Las Maravillas del Masaje

cómo obtener un cuerpo sano y vigoroso

Imelda Garcés Guevara

Grupo Editorial Tomo, S. A. de C. V.
Nicolás San Juan 1043
03100 México, D. F.

1a. edición, junio 2000.
2a. edición, abril 2002.
3a. edición, septiembre 2004.
4a. edición, junio 2008.

© Imelda Garcés Guevara
Las maravillas del masaje

© 2008, Grupo Editorial Tomo, S.A. de C.V.
Nicolás San Juan 1043, Col. Del Valle
03100 México, D.F.
Tels. 5575-6615, 5575-8701 y 5575-0186
Fax. 5575-6695
http://www.grupotomo.com.mx
ISBN: 970-666-240-5
Miembro de la Cámara Nacional
de la Industria Editorial No 2961

Diseño de portada: Emigdio Guevara
Supervisor de producción: Leonardo Figueroa

Derechos reservados conforme a la ley.
Ninguna parte de esta publicación podrá ser reproducida o transmitida en cualquier forma, o por cualquier medio electrónico o mecánico, incluyendo fotocopiado, cassette, etc., sin autorización por escrito del editor titular del Copyright.

Este libro se publicó conforme al contrato establecido entre *Imelda Garcés Guevara* y *Grupo Editorial Tomo, S.A. de C.V.*

Impreso en México - *Printed in Mexico*

Dedicatoria

CON PROFUNDO AGRADECIMIENTO
A MI MAESTRO EL DR. SWAMI PRANAVANDA
SARASWATI, QUIEN FUE LA MOTIVACIÓN
PARA LA REALIZACIÓN DE ESTE LIBRO PARA
EL BIEN DE LA HUMANIDAD.

Índice

Prefacio	9
Prólogo	11
El masaje a través de la historia	15
El sentido del masaje	19
Efectos del masaje	21
Aromaterapia	33
Secuencia del masaje	37
Reflexología	85
Automasaje	97
Hatha-Yoga	107
Meditación	115
43 años de labor mundial humanitaria del Dr. Swami Pranavananda Saraswati	123

Prefacio

Este libro ha surgido del deseo de compartir con mis semejantes los beneficios que aportan el masaje y las diferentes técnicas de relajación.

Los efectos del masaje son de diferentes tipos, olvidamos que nacemos envueltos en la piel, expuestos dentro de ella y a través del tacto podemos conocernos mejor y también conocer mejor a quien nos da o recibe el masaje, con ello se establece una relación de intercambio expresivo, sensible y desinteresado.

La Hatha-Yoga es una de las ramas de la filosofía Yoga que proporciona las disciplinas encaminadas a obtener la condición fundamental de salud corporal. Los ejercicios y posturas activan las corrientes energéticas que vitalizan el cuerpo, coordinándolas armoniosamente; y son innumerables los beneficios que se obtienen a través de su práctica constante.

A través de la Meditación nos conducirá a niveles de conciencia superiores. Uno de los aspectos de la Meditación es el descanso. El sueño profundo auténtico se produce rara vez. Durante los sueños, la mente continúa activa, aunque trabajando sutilmente y por lo tanto, aportando poco descanso. El descanso en cambio está asegurado en la Meditación, es un descanso duradero, espiritual y lleno de dicha que ha de ser experimentado para entenderse.

Durante 9 años he practicado las enseñanzas de Yoga bajo la dirección del DR. SWAMI PRANAVANANDA SARASWATI, Maestro de Yoga y Médico de profesión, y en el tiempo que tengo de ser practicante de esta milenaria disciplina originaria de la India, mi salud y mi actitud ante la vida han mejorado en forma sorprendente.

Agradezco la colaboración de mis condiscípulas por el apoyo que recibí de ellas; a la Profesora Eva Rodríguez Porras y a la Lic. Yolanda Delgado; así como al C.P. Alberto Aguilera Castro, por su interesante prólogo. También doy gracias a los prestigiosos Editores por su valiosa cooperación en la publicación de este libro.

IMELDA GARCES GUEVARA
ESTETICISTA

México, D. F.
Marzo de 2000

Prólogo

La incapacidad de lograr los deseos y el ritmo agitado de la vida moderna produce un desorden social, quizá el problema más serio y de mayor crecimiento en todos los países, la tensión nerviosa y muscular o el estrés. La manifestación de la tensión es variada, pero su origen es el mismo y su consecuencia es trágica. El origen de la tensión está en la falta de reposo. La actividad, el trabajo y las responsabilidades piden cada vez más y más de cada persona, pero su capacidad de descansar y distensar no aumenta. En muchos casos cuanto mayor es el trabajo y la responsabilidad, menor es la capacidad de reposar adecuadamente; y como la falta de reposo impide que se disuelva la fatiga acumulada con la actividad, eso deja el sistema nervioso y muscular lleno de tensiones.

El objetivo de este libro es hacerte comprender cómo puedes solucionar el problema de las tensiones acumuladas que no puedes desechar por falta de reposo, y algunos caminos que puedes tomar para dar término al cúmulo de problemas que te originan el no poder descansar.

La autora de este libro te muestra, para mi forma de ver, la solución a las tensiones musculares y nerviosas, y agrega una alternativa para eliminar el estrés por medio de masaje, meditación y técnicas de relajación.

EL DR. SWAMI PRANAVANANDA SARASWATI, aparece en occidente ofreciendo la solución a todos estos problemas por medio de una técnica milenaria de Yoga y Meditación que la autora maneja en su vida diaria y expone en su obra de masaje.

Todas las manifestaciones del estrés son percibidas por el ser humano mediante los cinco sentidos y por ellos mismos se pueden disolver mediante la técnica de aromaterapia, reflexología, automasaje y dando un nuevo giro a tu vida por medio de la Hatha-Yoga y Meditación, que después del transcurrir de los siglos continúan vigentes a pesar de los adelantos tecnológicos.

Por otro lado, en las naciones más avanzadas tecnológicamente en la actualidad, como Estados Unidos y Suecia, vemos que con el mismo ritmo que en ellas crece el progreso, aumenta también la tensión, la insatisfacción individual, la falta de comunicación, la soledad y drogadicción. Esto demuestra un hecho ya aceptado internacionalmente: el progreso tiene un gran riesgo. El riesgo del progreso consiste que cuanto mayor es el avance, mayores son la exigencia, los deseos y la necesidad de poder dar plenitud a estos deseos. Esta capacidad natural existe en el interior de cada persona, lo único necesario es aprender a localizarla y utilizarla, de modo que la vida comience a ser vivida en plenitud por medio de la técnica de meditación y de relajación que nos legaron los tratados filosóficos de la India.

Prólogo

Durante miles de años los filósofos orientales han afirmado que el hombre puede alcanzar estados más elevados de conciencia, con el consiguiente cambio fisiológico y psicológico que esto significa, por medio de la práctica de determinadas técnicas de respiración, concentración y meditación; sin embargo estas afirmaciones filosóficas pueden ahora, en esta era de la ciencia, ser verificadas. Así, lo que hasta ahora había sido motivo de fe y de experiencias subjetivas, puede llegar a ser punto de partida para abrir paso a un nuevo y apasionante campo de investigación en el hombre; las técnicas mentales producen cambios positivos que afectan a toda la fisiología del individuo, comprobado por los experimentos científicos realizados en las grandes universidades de los Estados Unidos, como la de Harvard, desde el año de 1970 por el Dr. Robert Keit Wallace y el Dr. Herbert Benson, profesores de Fisiología.

Por eso maneja la autora de este libro la técnica de la meditación que atinadamente practica, disfrutando de sus beneficios; por tal motivo plantea los caminos y posibles soluciones para disolver las tensiones físicas y mentales. Porque cuando uno medita le da un descanso conciente a la mente y al regresar a la actividad surge con más claridad esa inteligencia creativa del ser humano y mayor positividad. Si dirigimos nuestra atención hacia la naturaleza, nos damos cuenta de que todo crece, se desarrolla y llega a su plenitud siguiendo un orden rítmico y estable, orden que podemos encontrar tanto en el crecimiento de una planta como en el movimiento de los planetas. Este orden, esta inteligencia, se encuentra en la base de toda la creación; y como consecuencia se encuentra también dentro de nosotros. Sin embargo, muchas veces el progreso tecnológico y el avance social rompen este orden interior y crean en el individuo uno de los problemas más graves de nuestro tiempo: el estrés.

Si encontraste este libro, no lo hagas a un lado. Quizás encontraste la solución a uno de tus problemas; analízalo y tendrás un enfoque nuevo de la vida.

C. P. ALBERTO AGUILERA CASTRO

México, D. F.
Marzo de 2000.

El masaje a través de la historia

El masaje es tan antiguo como el mundo, es la experiencia del tacto. Es el primer contacto del niño, el gesto que reconforta, la mano que acaricia y fricciona instintivamente el sitio dolorido, el contacto más amorosamente íntimo. El masaje es una técnica muy antigua de manipulación corporal. Quizá sea una de las artes curativas más antiguas. Su historia podría remontarse a 3,000 años a. C., y en todas las grandes civilizaciones aparecen indicios de su importancia. En China por ejemplo, aparecen las referencias más antiguas en el célebre tratado médico *Nei-Ching* relacionándolo estrechamente con las ideas que sobre energía aparecen también en acupuntura. En los libros hindúes de la medicina ayurvédica (1800 a. C.) el masaje se recomienda como medio para ayudar al cuerpo a sanar por sí mismo. Se sabe que los griegos lo practicaban ya 500 años a. C. con la intención de alargarle la vida a sus pacientes de edad avanzada. Hipócrates, considerado el padre de la medicina, fue el primero en profundizar en las posibilidades del masaje, empleándolo en muchas de sus terapias. Y a partir de él, el masaje fue propagándose en un sector de la medicina, muy especialmente en ambientes deportivos y guerreros.

Se sabe que en la Roma antigua, Julio Cesar hacía que le dieran masaje diariamente con aceite de oliva, pues aquellos "pellizcos" aliviaban la neuralgia que padecía.

En la Edad Media la visión de la vida implicaba una importante renuncia a lo material, con reticencias hacia la belleza y cuidados corporales, por lo que las técnicas de masaje pasaron a un segundo plano. No se conoce desarrollo de ninguna nueva técnica durante este período. Pero con el Renacimiento, las prácticas higiénicas y preventivas vuelven a emerger notablemente.

En Inglaterra, María Estuardo fue salvada del tifus en 1566 gracias al masaje. Tras haber sido anunciada oficialmente su muerte, su médico el Doctor News, continuó practicando el masaje con fuerza en aquel cuerpo ya frío, fue un masaje eficaz porque la reina salió de su estado de coma y se recuperó. Desde entonces, lentas pero seguras, las técnicas de masaje fueron abriéndose camino, ayudadas un poco por la medicina y por el deporte. En el siglo XVIII, el francés Messmer se apoyó en el masaje para sus técnicas curativas a través del magnetismo. Y durante el siglo pasado, con el auge de la medicina natural en Alemania y Europa central, el masaje confirmó sus excelentes posibilidades como técnica auxiliar a otros tratamientos como la hidroterapia.

A finales del siglo pasado, en Suecia se desarrollaron las grandes escuelas de masaje que posteriormente influyeron en todo el mundo. Lo que muchos conocen como "masaje sueco" no es sino el resumen de toda una gama de técnicas inspiradas en los masajes tradicionales de la Antigua China, Grecia, Roma y Egipto. El sueco Per Henrik Ling, a su regreso de un viaje a China, desarrolló en su país el conocido "Sistema Ling del Movimiento", resumiendo y fusionando en un método racional tales técnicas.

Existen innumerables técnicas de masaje.

El masaje es una serie de manipulaciones ordenadas, continuas y rítmicas con fines estéticos, terapeúticos, de relajación y deportivos.

El sentido
del masaje

El fondo profundo del masaje reside en su forma singular de establecer una comunicación sin palabras. En sí mismo, esto no es del todo extraño; a menudo tocando o abrazando a los que nos rodean, por ejemplo, les hacemos saber que simpatizamos o que sufrimos con ellos, o que apreciamos y respetamos lo que valen. Sin embargo, el masaje puede transmitir este mensaje en una frecuencia nueva y diferente. La persona que lo recibe participa de una experiencia física y mental difícil de describir; como si penetrara en un recinto misterioso que hasta el momento se hallaba cerrado y oculto; una región cuya existencia es probablemente conocida sólo por aquellos que practican alguna forma de meditación. Este estado, en sí mismo, es un don. Sin embargo, el que da el masaje no debe necesariamente detenerse ahí, pues mientras mejor pueda sintonizar con la agudizada conciencia del sujeto, mejor podrá transmitirle algo de su propio ser interior y de su experiencia.

El más ligero contacto se convierte en una forma de comunicación; como deslizar una pluma delicada sobre un papel sensible. La confianza, la empatía y el respeto, para no mencionar una sensación de pura y mutua existencia física, pueden ser expresados con una plenitud jamás igualada por las palabras.

El masaje es algo esencialmente simple. Nos hace más plenos, más nosotros mismos. Las manos tienen el poder de transmitir esta posibilidad a otros. Aprenda a confiar en él y pronto descubrirá mejor que nadie cuál es el sentido profundo del masaje.

Al revés de lo que se cree, el masaje es un arte curativo y no una técnica sexual avanzada. Sin que esto último deje de ser una de las muchas posibilidades que ofrece.

Efectos del masaje

Los efectos del masaje son de diferentes tipos: durante mucho tiempo en Occidente se pensó que el masaje tenía, sobre todo, efectos mecánicos, aun cuando la tradición Oriental le atribuyera efectos orgánicos desde siglos atrás. Más recientemente la investigación biológica ha demostrado los efectos bioquímicos del masaje y ya nadie niega sus efectos psicológicos.

EFECTOS MECÁNICOS

Los efectos mecánicos son de dos órdenes y están íntimamente vinculados a la manera de llevar a cabo los movimientos. El primer efecto es de drenaje, ya que la presión ejercida en los movimientos con deslizamiento favorece el retorno de la circulación venosa hacia el corazón, en particular a lo largo de los miembros. Este efecto se ejerce igualmente sobre la circulación linfática. En los Estados Unidos las estadísticas han constatado que prácticamente no había infartos entre las personas que se hacían regularmente masajear: la disminución del estrés y la acción sobre la circulación explican dicho fenómeno. Este efecto de drenaje da lugar a una afluencia de sangre fresca que produce una mejora de los tejidos, y por tanto, un mejor aprovisionamiento de alimento y oxígeno para los músculos.

Drenaje y eliminación de tóxinas se traducen concretamente en una sensación de alivio y desaparición de la fatiga, razón principal por la que los deportistas utilizan el masaje. Masaje vivo, rápido de amasamiento, para el calentamiento, masaje lento, de drenaje después del esfuerzo. Otro tanto ocurre en los tratamientos de estética: acción sobre la circulación sanguínea y eliminación. En estos casos, el masaje va muy bien acompañado de una ducha caliente o de un baño sauna, que con la sudación contribuye a la eliminación.

EFECTOS BIOQUÍMICOS

Los científicos han demostrado que bajo los efectos del masaje se produce una modificación de los tejidos a tres niveles:

En primer lugar, y más aún en los masajes profundos reflejos, se observa una modificación bioquímica de los tejidos, en particular del tejido conjuntivo que adquiere así una flexibilidad mucho mayor. El oxígeno que necesita dicha modificación química muestra la importancia de acompañar el masaje con una liberación respiratoria. El esfuerzo físico que precede al masaje, una respiración voluntaria profunda y el calentamiento que atrae localmente el oxígeno de la sangre, cumplen este papel.

Las producciones hormonales cambian bajo el efecto del masaje, ya sea por medio de diversas glándulas diseminadas bajo la piel, o globalmente, como consecuencia de la disminución del estrés. Por último, gracias a su acción local, superficialmente el masaje activa los mecanismos de asimilación y eliminación de la piel, cuyo primordial papel funcional se olvida frecuentemente. En efecto, ésta respira por los poros, digiere (especialmente para producir la vitamina D a partir de las grasas y las radiaciones solares), elimina a través de las glándulas sudoríparas (transpiración), y, aunque sea impermeable al agua, absorbe gran cantidad de sustancias y radiaciones.

EFECTOS NERVIOSOS

A nivel de la piel existe una gran cantidad de receptores nerviosos. El masaje provoca una sedación, estimulando de manera suave y armoniosa el conjunto de terminaciones nerviosas. El hecho de que éstas sean más densas en el rostro, los pies, las manos, explica el efecto particularmente relajante del masaje en dichas zonas. Lo mismo ocurre sobre la columna vertebral, donde el masaje libera, entre otras cosas, la salida de los nervios, al mismo tiempo que relaja la musculatura estática de la espalda. El efecto relajante o tonificante de esta acción sobre el conjunto del sistema nervioso depende del ritmo del masaje.

Un masaje rápido producirá excitación, un masaje lento sedación.

Las células del sistema nervioso y de la piel han salido de la misma capa del embrión; podemos considerar la piel como un sistema nervioso externo, encargado de asegurar nuestra interacción con el mundo exterior. Por ello, el masaje disminuye el estrés, regularizando los impactos sensoriales y favoreciendo así el equilibrio nervioso.

EFECTOS BIOELÉCTRICOS Y MAGNÉTICOS

Charles Laville demostró a comienzos de este siglo que una persona enferma, física o psíquicamente, pierde sus cargas negativas y se polariza positivamente. En efecto, estamos permanentemente sumergidos en un campo eléctrico terrestre que influye en nuestra salud.

Recientemente se encontró una explicación a este fenómeno al observarse una diferencia de potencial entre las paredes interna y externa de la célula, teniendo en cuenta que la asimilación de dicha diferencia está vinculada a problemas de asimilación celular propios del estado de enfermedad. Este conjunto de fenómenos eléctricos se traduce en el cuerpo en una irradiación alrededor del mismo, cuya importancia y forma están relacionadas con el estado de salud: irradiación térmica utilizada; por ejemplo, para detectar el cáncer, irradiación electromagnética que los chamanes llamaban el cuerpo etéreo o energético, primera capa del "aura". La fotografía Kirlian que materializa este cuerpo sutil permite verificar el efecto positivo del masaje sobre dicha capa, que aparece mejor repartida y reforzada. Parecería, por tanto, que la teoría del "fluido vital" transmitido por el masajista magnetizador a su enfermo encontraría una verificación objetiva. Por otra parte, se comprueba una disminución del potencial vital del masajista después de su tarea. En el masaje los movimientos de retorno sin presión pueden ser asimilados, así como los pases magnéticos más allá de su efecto mecánico de estiramiento y apertura de las articulaciones.

EFECTOS ORGÁNICOS

Con la disminución del estrés se comprueba un mejoramiento general del funcionamiento orgánico, tal como ha quedado demostrado por cantidad de estadísticas sobre la influencia de la relajación y la meditación en las enfermedades psicosomáticas. Los principales efectos comprobados son: un mejoramiento de la digestión, disminución de la tensión sanguínea, regularización de las eliminaciones intestinales o renales y aumento de los intercambios respiratorios. Pero mediante la acción refleja, es decir, a distancia por medio del sistema nervioso, se pueden obtener efectos específicos muy precisos. Las principales zonas utilizadas son la cara, los pies y la espalda. También se obtienen otros efectos específicos con el masaje a lo largo de los meridianos de acupuntura o el masaje directo de los orgános en el abdomen.

EFECTOS PSICOLÓGICOS

Es el grupo de los efectos más importante: El contacto corporal es un elemento esencial para la estructuración de la personalidad, algo que nuestras sociedades occidentales, basadas en el aprendizaje del lenguaje, habían olvidado de cierto modo. En los grandes monos se observa que si se priva a un mono infantil del contacto recibido de su madre, en un primer momento se pone deprimido, luego asocial y agresivo, y a partir de la última fase ni siquiera si se le permiten nuevamente contactos corporales para volver a integrarse a su tribu. El pequeño acaba por morir de hambre.

Por ello podemos afirmar que una buena integración social y el desarrollo personal dependen en gran medida de la cantidad y calidad de los contactos corporales recibidos. Los niños autistas son un desdichado ejemplo de esto.

Los beneficios psicológicos que se reciben en el masaje son:

Despertar a la sensibilidad

Quien ha recibido un masaje recupera la percepción de su forma (gestal) corporal, lo que se traduce en mayor sensibilidad y mejor coordinación. Un niño vive su cuerpo de manera global como un todo indiferenciado, luego su socialización y su historia personal le conducen a privilegiar ciertas zonas, a adquirir un "cuerpo" dividido. Más tarde el trabajo lleva esta especialización a su punto extremo, y numerosas zonas del cuerpo pierden sensibilidad por falta de estímulos sensoriales y movilización muscular, en tanto otras acumulan tensiones excesivas. Una experiencia con animales muestra claramente la importancia de las estimulaciones sensoriales y somete nuevamente a discusión la noción del organismo orientado a la supervivencia. Una rata colocada frente a dos palancas, una de las cuales le asegura el alimento y la otra tan sólo estímulos luminosos, elige accionar permanentemente aquella que le proporciona un estímulo sensorial máximo (luminoso), aun a riesgo de morir de hambre. Por tanto podemos decir, ante todo y sobre todo que somos un organismo perceptivo, un ser sensible más que un ser pensante, y que en ello reside el sentido de la vida.

Por esta razón el masaje es tan importante en la calidad del contacto y en la integración del cuerpo en un masaje completo y coordinado, que distiende las zonas doloridas y despierta la sensibilidad en las "zonas muertas". Esta es la razón por la que el masajista debe estar siempre pendiente de las sensaciones del cuerpo que está masajeando de modo que pueda responder a sus demandas. En efecto, las "zonas muertas" reaccionan poco ante el masaje, dando la sensación de ser inertes, con frecuencia frías.

Este despertar a la sensibilidad permite que la persona que ha recibido el masaje tome conciencia de ciertas necesidades, por ejemplo afectivas, y le alienta a que en la vida cotidiana utilice su cuerpo de modo que acumule menos tensiones. La noción de ritmo de vida adquiere aquí toda su importancia.

Son muchas las personas que después de una sesión de masajes sienten la necesidad de cambiar su ritmo de vida y prestar más atención a sí mismos.

Una expansión afectiva

Un maestro de masaje manejaba la idea de que "necesitamos tanto el calor como el pan". En efecto, vivimos en una sociedad que ha descuidado, incluso rechazado, el contacto físico como medio de expresión de la afectividad y el deseo, excepto en circunstancias muy precisas: relaciones sexuales, contactos con los niños, palmadas en el hombro entre compañeros de trabajo. En occidente los contactos corporales de un adulto son la décima parte de los de un asiático. Y éstos a menudo se limitan a las manos. Basta ver y escuchar a los participantes de un curso cuando hablan de su situación personal y constatan el ambiente del grupo al final del curso para convencerse de ello. Con frecuencia al cabo de unos días tienen la impresión de conocer mejor a los participantes del grupo que a sus compañeros habituales.

Los americanos han desarrollado toda una serie de "juegos experiencias" llamados de conciencia sensorial, destinados a hacernos tomar conciencia de los límites que nos fijamos en la percepción y de cómo la manera absoluta en que analizamos nuestras percepciones (y las deformamos bajo la influencia de nuestros prejuicios y nuestra educación) nos cortan la comunicación con nuestro prójimo. El masaje y este tipo de "juegos experiencias" nos dan la oportunidad de darnos cuenta de nuestra pobreza de expresión afectiva, de superarla luego experimentando una sensación de plenitud; nos vuelve tambien más sensibles a la calidad interior de cada persona, al tipo de contactos que necesitamos y deseamos, y al ambiente en que nos movemos.

Con frecuencia, se considera el masaje como un preludio del acto sexual, y claro está que muy bien puede serlo y enriquecer considerablemente una relación, pero no es sólo ésto, aun cuando el masaje haya sido utilizado para ello en los lugares con fines estrictamente comerciales.

Una ayuda a la psicoterapia

En la medida en que el masaje exige una entrega personal a la relación y pone en juego el cuerpo, coloca a ambos, masajista y masajeado, frente a sus límites y favorece cierta toma de conciencia. Por otra parte, los sueños son también importantes en el proceso del masaje. Parece ser que el sueño se presenta como un verdadero masaje del psiquismo. Al igual que las percepciones corporales dolorosas o incluso las simples sensaciones. A menudo el sueño sirve como masaje, como llamada a la toma de conciencia de una necesidad descuidada en la vida personal. Y ambos parecen vinculados en la medida en que tanto el masaje como el sueño actúan sobre el sistema corporal. La calidad de los sueños cambia con los masajes, y con frecuencia su relato proporciona indicios importantes acerca de las necesidades ocultas y la manera en que la persona masajeada integra el masaje. Asimismo, los sueños traducen claramente las impresiones vividas de manera más difusa en el masaje: sensación de flotar o de echar a volar, o también de hundirse en la tierra, sueños de agua o de caída. Por ejemplo: la sensación de caída conduce a insistir en el abandono, la sensación de opresión o encierro en la liberación respiratoria; incluso es posible utilizar la técnica del sueño durante el masaje ayudando al proceso con una aproximación terapéutica.

Intercambio de energía

El contacto no es siempre revitalizador. Quienes están familiarizados con el tema saben que el flujo de energía se nota en muchas ocasiones solamente con el contacto verbal. Mientras que platicar con una persona es agotador, hacerlo con otra es regenerador. Se deduce que cuanta más proximidad física se dé, más posibilidades de llenarse, vaciarse o revitalizarse existen.

Se habla de "vampiros" de energía, es decir, personas que consciente o inconscientemente chupan la energía de las personas con quienes se relacionan. Cualquiera de nosotros puede ser un vampiro de energía en ocasiones, aunque no lo sea habitualmente. Ello tendría que ver con esos estados de ánimo en que uno se siente profundamente necesitado emocionalmente, por tanto, cuando estamos en íntimo contacto con otras personas, es sumamente útil mantenernos en contacto con nosotros mismos, con nuestro propio centro, y para ello, en el caso de dar y recibir masaje, debe mantenerse una actitud meditativa en la que se respire hasta el bajo vientre y desde allí enviar la respiración y, por tanto la energía vital, por el pecho hasta los hombros, bajándola por los brazos para emitirla por las manos. Es importante en este punto completar el ciclo "retomando" con la próxima inhalación una parte de la energía vital de la persona a quien se le aplica el masaje, con lo cual se potencia el circuito energético y disminuyen así las posibilidades de vaciarse en otra u otras personas. La misma actitud de visualizar el circuito de energía positiva le recomiendo en otros casos como por ejemplo, al estar abrazando o atendiendo a una persona que se sienta mal.

Es interesante ampliar la visualización hacia el "cosmos" y la "tierra", extendiéndote a ti mismo y a la persona con la que estás en contacto, como transmisiones de energía positiva, vital.

La importancia de los sonidos sobre la mente es indudable. A algunas personas les gusta escuchar de fondo alguna música de tipo relajante y otras prefieren el silencio.

Debe guardarse silencio, salvo para avisar de lo doloroso o desagradable que puede resultar determinada zona. El masaje como momento de recogimiento o concentración es incompatible con una conversación, incluso con pensamientos distraídos. Saber mantener el silencio será uno de los aspectos importantes que ayudarán a lograr el resultado deseado.

CONSEJOS GENERALES

Durante el masaje procura que tus manos estén siempre relajadas y las muñecas flexibles, de forma que puedas seguir los contornos de las partes del cuerpo que se masajea. Debe darte la impresión de que tus manos se adhieren al cuerpo de la persona. Las manos deben adaptarse a las formas del cuerpo. Obtendrás más fácilmente esa sensación si cuando comienzas a masajear realizas movimientos lentos. No modifiques bruscamente el ritmo del masaje, ni el grado de presión a las diferentes partes del cuerpo, así como el efecto que deseas obtener. Al igual que en la toma de contacto, es importante que el movimiento venga de tu propio centro, masajea con todo el cuerpo. Para ejercer la presión utiliza más bien el peso de tu cuerpo antes que el esfuerzo muscular. Recuerda que das energía en la espiración, cuando tu cuerpo se adelanta hacia la persona que estás masajeando y tus manos se alejan. Con la inspiración, tu cuerpo se endereza y tus manos van otra vez hacia ti. Tu masaje debe "fluir" sin esfuerzos inútiles. Comienza siempre con una ligera presión, la cual debes ir ampliando progresivamente. Date cuenta de que vas aumentando la presión de las diferentes capas del cuerpo: los músculos, los huesos, la sangre. Siente a través de la piel la anatomía viva de ese cuerpo. Esa percepción te permitirá encontrar a lo largo de los masajes el grado de presión adecuado. Si no quieres fatigarte mucho, vigila tu propia postura, y por encima de todo, debes ser receptivo. No pienses todo el tiempo en hacer, en actuar, permanece sensible a la calidad de los ademanes de tu compañero, de sus movimientos, escuchando en silencio los mensajes que te devuelve.

Si para el masajista se trata de tener el control de la situación, para quien recibe el masaje, el problema consistirá en abandonarse. En efecto, la persona masajeada no es simplemente pasiva, en el sentido de no hacer nada, sino receptiva. Y de su actitud interior dependerá en gran parte el efecto del masaje.

Es condición para obtener un buen resultado que la persona que recibe el masaje se encuentre únicamente con ropa interior si el masaje es general, ya que el menor roce con cualquier tela o la presión de la misma desvirtuarían el efecto deseado.

El masajista, al estar masajeando, debe tener ante todo claridad mental y su único interés debe ser el de dar lo mejor de sí mismo. Debe estar al margen de inhibiciones particulares o del medio, y preocuparse exclusivamente por su paciente, al cual se le dará la misma atención sin importar el sexo.

Al dar un masaje hay que sentirlo para poder transmitir los efectos al paciente y saber que cualquier idea malsana se hundirá por peso propio.

CONTRAINDICACIONES

No dar masaje cuando la persona tiene: tumores, flebitis, quemaduras, infecciones, úlceras, enfermedades en la piel, fracturas, fisuras, aumento de la temperatura del cuerpo y cuando la persona está embarazada; pasando el tercer mes de gestación se debe evitar la región abdominal.

Aromaterapia

Uno puede cerrar los ojos a la grandeza, al horror, a la belleza, cerrarlos a las melodías, a las palabras seductoras, pero cerrar el olfato al aroma y sustraerse a él no se puede, porque el aroma es hermano del aliento. Una vez en el interior, el aroma va directamente al cerebro, al corazón y allí obliga a decidir entre inclinación y desprecio, aversión y atracción, amor y odio. Es por eso que "quien domina el conocimiento de los aromas puede manejar el corazón de los hombres".

El funcionamiento real de los aromas solamente se logra a través de los verdaderos aromas naturales, espíritus de la naturaleza, cuya vibración se recolecta intacta mediante delicados procesos que la respetan y la cuidan.

Existen tres medios para obtener la verdadera acción:

1.- Inhalación por vibrisas, llega al hipotálamo y por la vibración específica desencadena una reacción endócrina-bioquímica.

2.- Tópica, por acción local: desinfectante, estimulante o calmante (aftas, llagas, acné, etc.).

3.- Por su acción reflexógena a través del masaje o comunicando su vibración a través de hidroterapia.

Las esencias aromáticas son productos concentrados olorosos y volátiles que se extraen de las plantas por destilación y otros procedimientos.

Son productos que presentan aplicaciones terapeúticas precisas gracias a su gran poder de penetración, y el masaje, al facilitar la penetración del aceite, es una de las prácticas más empleadas en aromaterapia.

El masaje distiende los músculos y tejidos bloqueados concentrándose en puntos centrales del sistema de energía. A medida que la piel responde al masaje, sus terminaciones nerviosas se comunican con los órganos internos, las glándulas, los nervios y el aparato circulatorio. Dependiendo tanto de la necesidad de la persona a quien se le da el masaje, como del tipo de aceite empleado, el efecto puede ser estimulante o calmante.

La mano desnuda se desliza mal por la piel, pues se calienta rápidamente con la fricción, produce tirones y como consecuencia, una sensación desagradable.

Para contribuir a la fluidez del masaje, conviene utilizar aceite. El más utilizado y el más antiguo de todos los medios deslizantes es el aceite, se puede calentar a la temperatura del cuerpo para no sorprender desagradablemente al paciente con un contacto frío.

Existen en los almacenes diferentes aceites para masajes, pero tú mismo puedes fabricarlos, según tus gustos y los efectos que quieras obtener. Es recomendable escoger un aceite bastante fluido, que se deslice bien y que sea vegetal y natural, antes que sintético y animal.

Cuando el cuerpo recibe el masaje con estos potentes aceites, cada uno de los cuales es seleccionado por sus únicas y saludables cualidades, los efectos fisiológicos como los psicológicos son asombrosos.

Si queremos elaborar nuestro propio aceite de masaje, debemos tener en cuenta que la proporción de aceite esencial que debe mezclarse con el aceite vegetal es del 2%.

En el cuadro siguiente se muestran algunos aceites, con los datos relativos a sus propiedades, así como a los trastornos que pueden tratar.

Las cifras indican las gotas de esencia que hay que mezclar por 100 ml de aceite vegetal.

ACEITE	PROPIEDAD	TRATAMIENTO	CANTIDAD
ENEBRO	REFRESCANTE, ESTIMULANTE, DIGESTIVO, RELAJANTE, DIURÉTICO	DOLORES MUSCULARES, ARTRITIS Y REUMATISMO ADELGAZAR EL MUSLO MALA CIRCULACIÓN CELULITIS	20 16 24 24 8
LAVANDA	REFRESCANTE, RELAJANTE, TERAPÉUTICA GENERAL	DOLORES MUSCULARES HERPES ESTRÍAS ANTIESTRÍAS CALAMBRES HIPERTENSIÓN ARTERIAL DERMATITIS DOLOR DE CABEZA	14 34 40 30 14 30 12 10
ROMERO	ESTIMULANTE, TÓNICO, ANTISÉPTICO, PULMONAR, DESCONGESTIVO, REPELENTE DE INSECTOS	DOLORES MUSCULARES ESTRÍAS ARTRITIS Y REUMATISMO CALAMBRES CELULITIS	16 16 18 16 16
ROSA	ANTIBACTERIANO, SEDANTE, ANTIDEPRESIVO, TÓNICO CARDIACO	HERPES AFRODISÍACO ESTREÑIMIENTO DURANTE EL EMBARAZO MENSTRUACIÓN, IRREGULARIDADES	16 10 10 20

ACEITE	PROPIEDAD	TRATAMIENTO	CANTIDAD
GERANIO	REFRESCANTE, ANALGÉSICO, ASTRINGENTE, TÓNICO	TÓNICO, MASAJE ESTIMULANTE DE LA PIEL DERMATITIS	4 20 24
CIPRÉS	RELAJANTE, REFRESCANTE, RECONSTITUYENTE	ADELGAZAR EL MÚSCULO	26
JAZMÍN	ANTIDEPRESIVO, SEDANTE	AFRODISÍACO ESTIMULANTE DE LA PIEL	20 20
SÁNDALO	ANTISÉPTICO, TÓNICO	AFRODISÍACO BRONQUITIS TENSIÓN NERVIOSA	20 10 8
AZAHAR	TÓNICO, TRANQUILIZANTE	ESTRÍAS DE EMBARAZO TENSIÓN NERVIOSA	10 8
EUCALIPTO	TRANQUILIZANTE, ESTIMULANTE, REPELENTE DE INSECTOS	ARTRITIS Y REUMATISMO BRONQUITIS REPELENTE DE INSECTOS	12 30 24
ALBAHACA	ESTIMULANTE, REFRESCANTE	CALAMBRES REPELENTE DE INSECTOS	30 12
MENTA	ESTIMULANTE DEL SISTEMA NERVIOSO, DIGESTIVO, ANALGÉSICO, REFRESCANTE	REPELENTE DE INSECTOS	12
CEDRO	SEDANTE, EXPECTORANTE, AFRODISÍACO	REPELENTE DE INSECTOS TENSIÓN NERVIOSA AFRODISÍACO	12 8 10

Secuencia del Masaje

El masaje es una serie de manipulaciones ordenadas, continuas y rítmicas con fines estéticos, terapéuticos, de relajación y deportivos.

Existen varias técnicas de masaje: linfático, shiatsu, ayurveda, quiromasaje, rolfing, esalen, etc. Dichas técnicas se dan con la mano, con el canto de la mano, con la muñeca, dorso, palma, dedos, codos, pies, nudillos, antebrazo, etc.

Parte anterior de la pierna

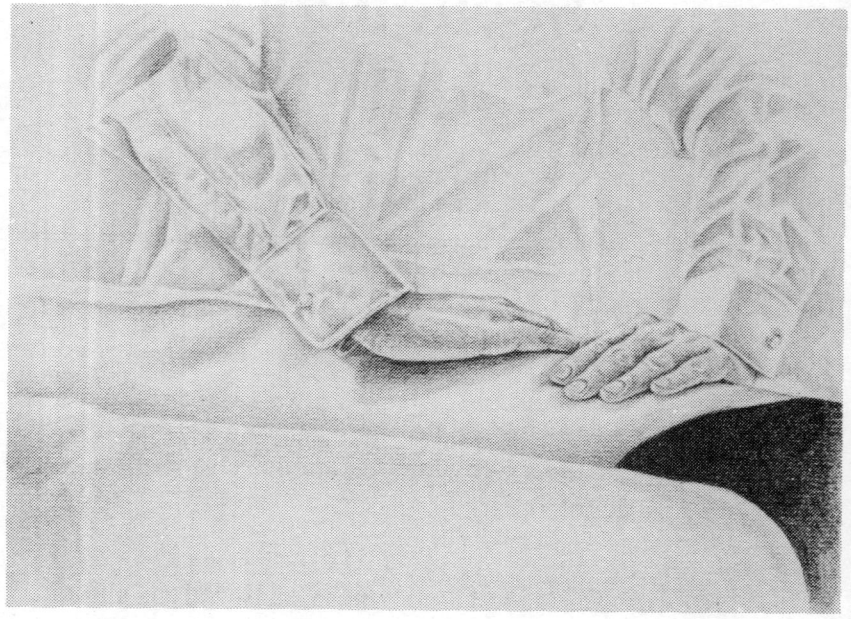

1.- Separa los pies de la persona unos 30 cm, aplica aceite a la parte anterior y costados de la pierna derecha. Desliza con ambas manos de la rodilla hacia la ingle y al llegar al canal inguinal ejerce presión. Puedes repetir esta secuencia unas 3 ó 4 veces.

Secuencia del masaje

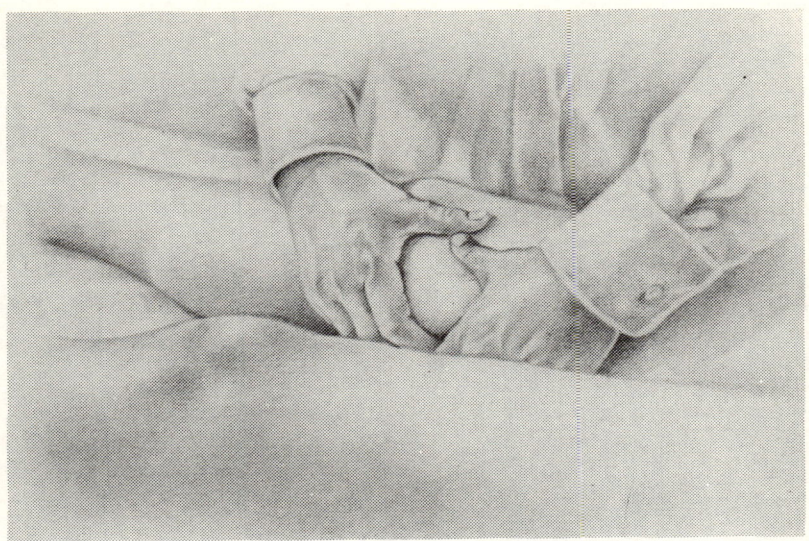

2.- Amasa la zona interna del muslo junto a la rodilla, allí donde sientas un tendón duro bajo tus dedos.

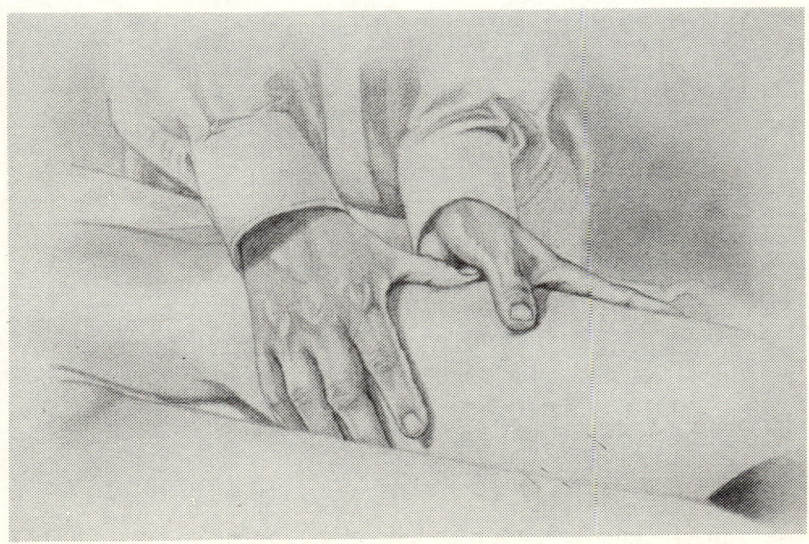

3.- Amasamiento en torsión en todo el muslo.

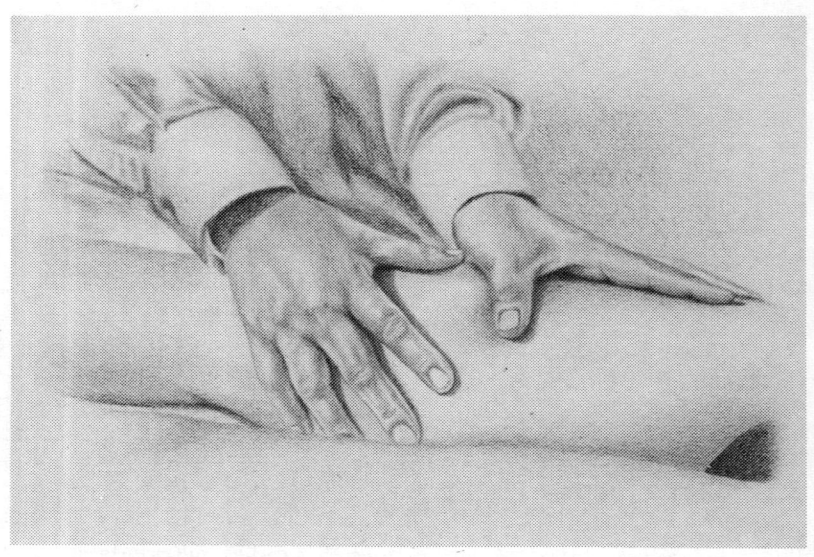

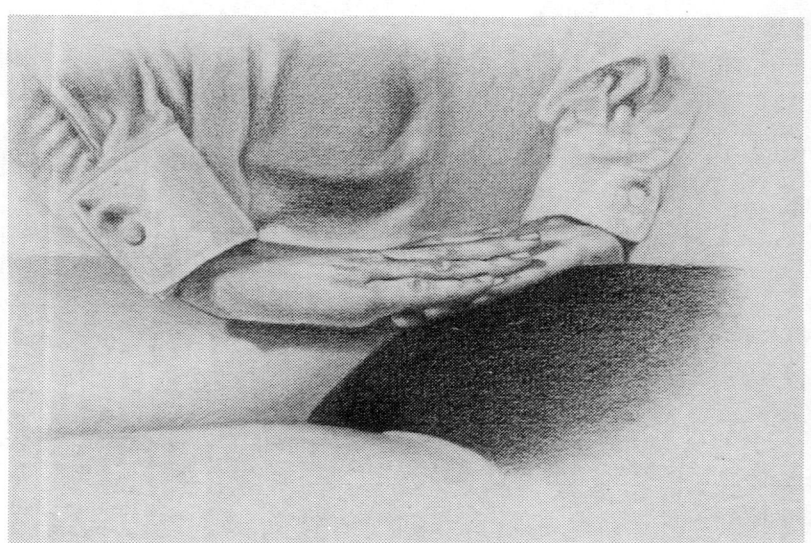

4.- Amasamiento en torsión en todo el muslo y luego deslizamiento de la rodilla a terminar en la ingle.

Secuencia del masaje

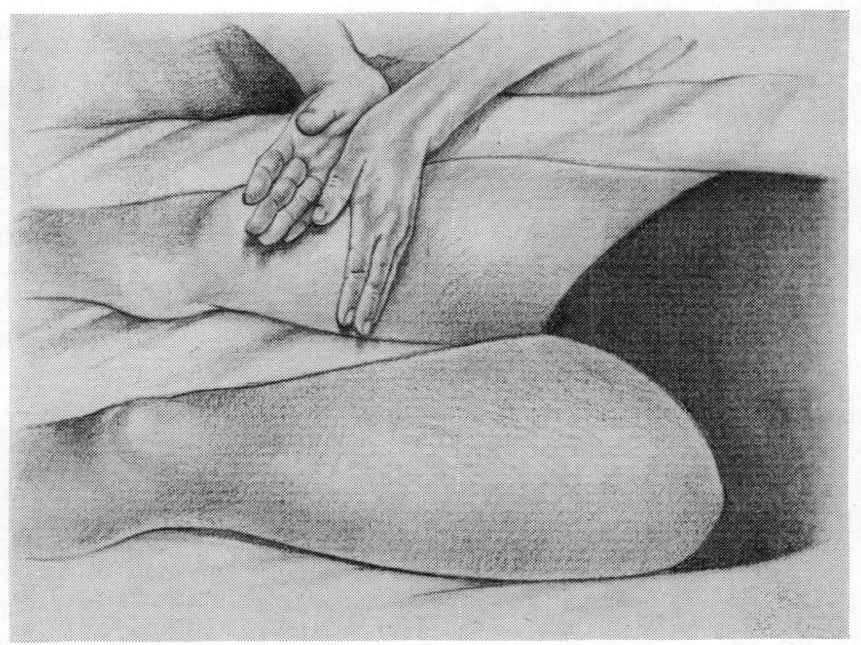

5.- Cacheteo o hachazo.

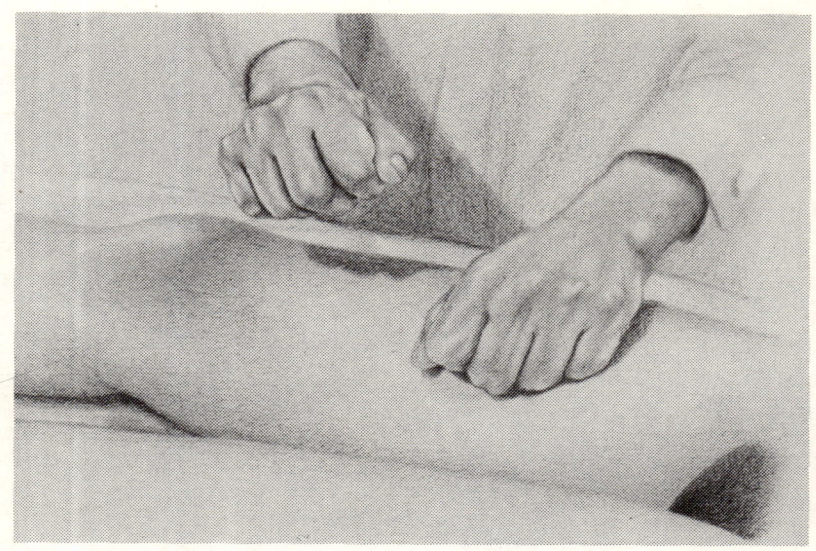

6.- Cacheteo cóncavo.

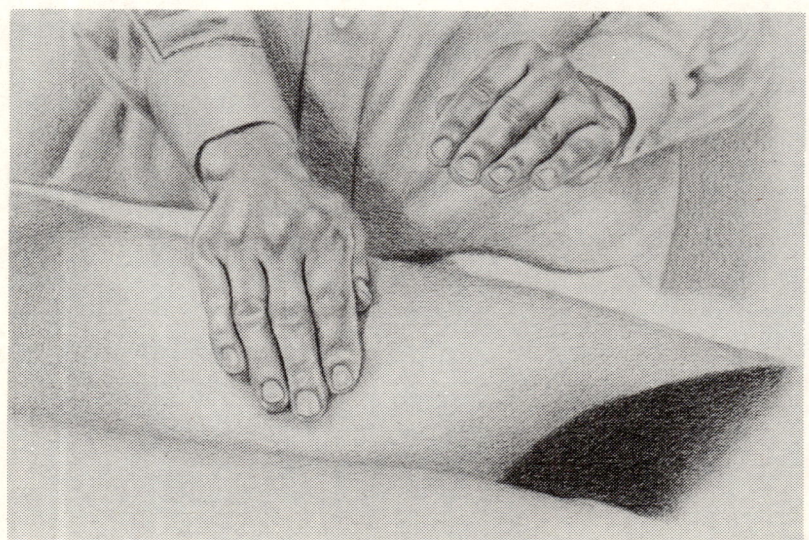

7.- Palmoteo cóncavo en todo el muslo.

Ahora la rodilla

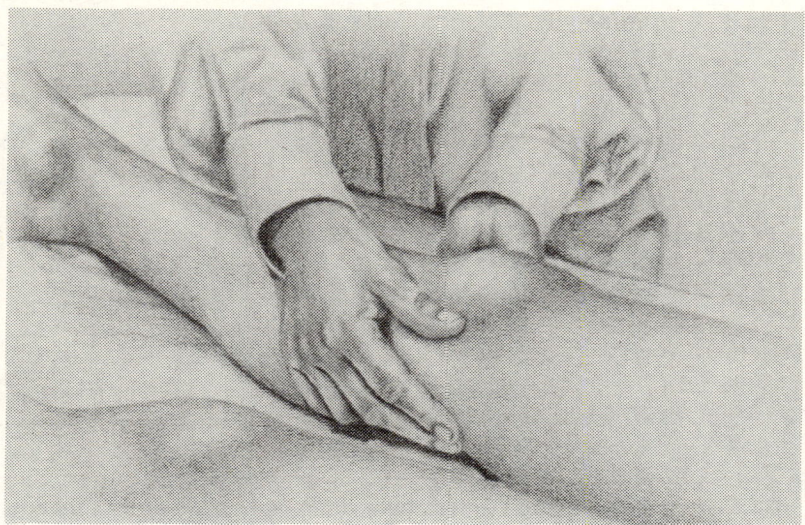

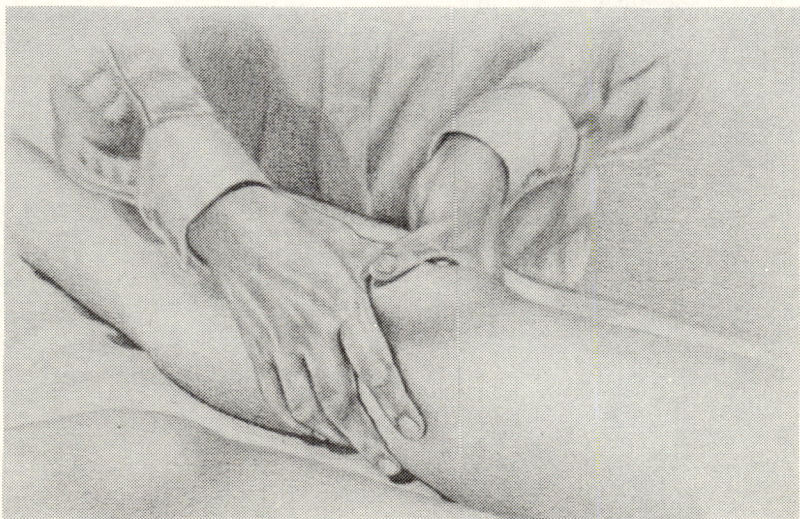

8.- Coloca ambos pulgares cruzados contra el borde inferior de la rótula, desliza por los lados hacia arriba y crúzalos al llegar a la parte superior. Repite este proceso varias veces.

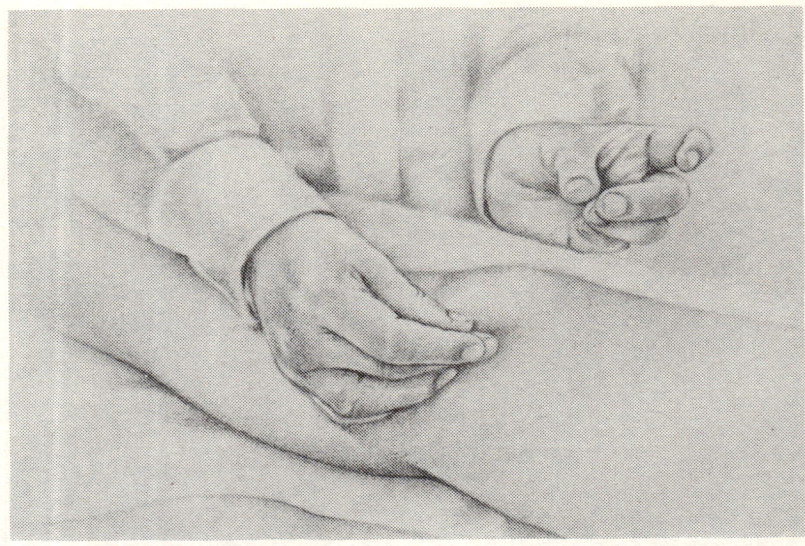

9.- Golpea suavemente con la punta de los dedos de ambas manos toda la superficie de la rótula.

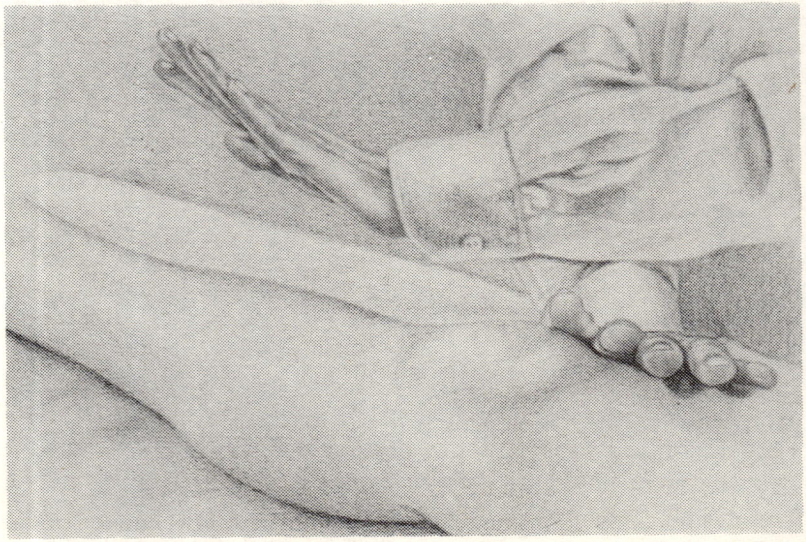

10.- Deslizamiento en tibial anterior con la palma de la mano. Cruzando las manos izquierda-derecha.

Secuencia del masaje 45

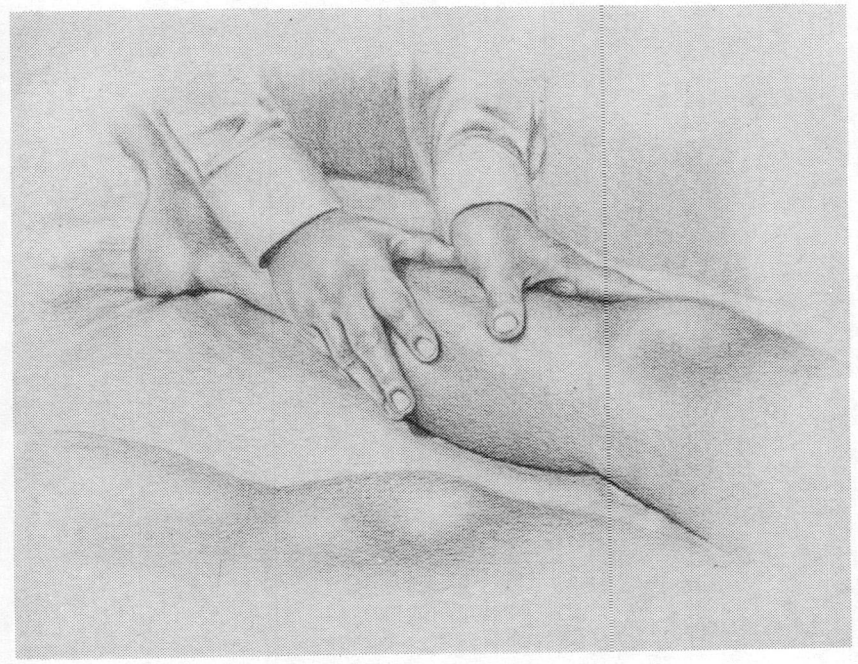

11.- Amasamiento en torsión sobre la pierna.

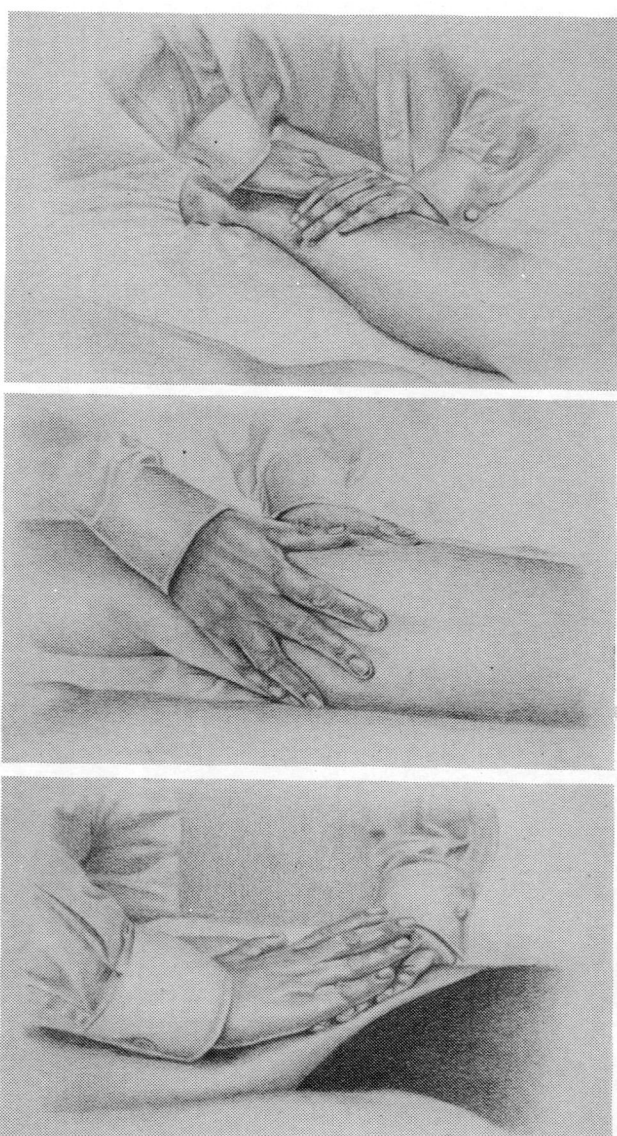

12.- Deslizamiento sobre la pierna y muslo con presión en canal inguinal aflojando el muslo y pierna (observar la secuencia).

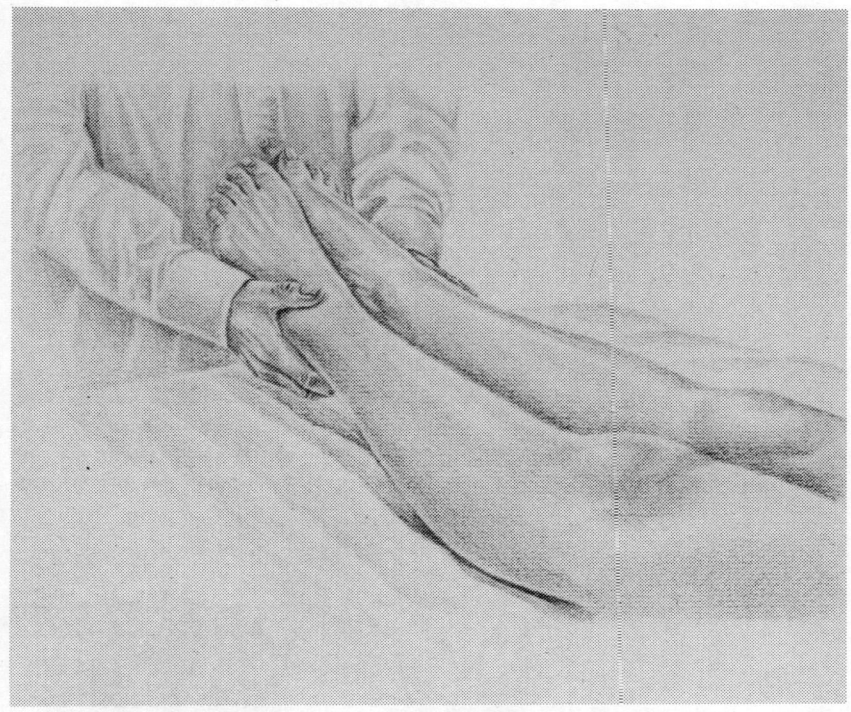

13.- Presión con vibraciones en los tobillos reflejándose en el abdomen.

Zona del abdomen

El abdomen es una zona muy particular; ya no se tratará de masajear simplemente los músculos, sino también de ejercer una acción sobre los órganos. Tu presión ahora debe ser más cuidadosa y menos fuerte.

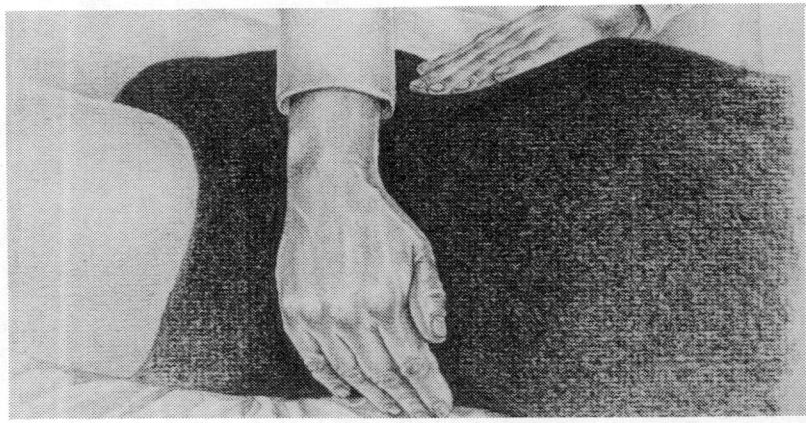

1.- Masajea todo el tronco con un movimiento de ida y vuelta poco insistente, alternando las dos manos desde la clavícula hasta las caderas. Este movimiento te servirá al mismo tiempo para repartir el aceite.

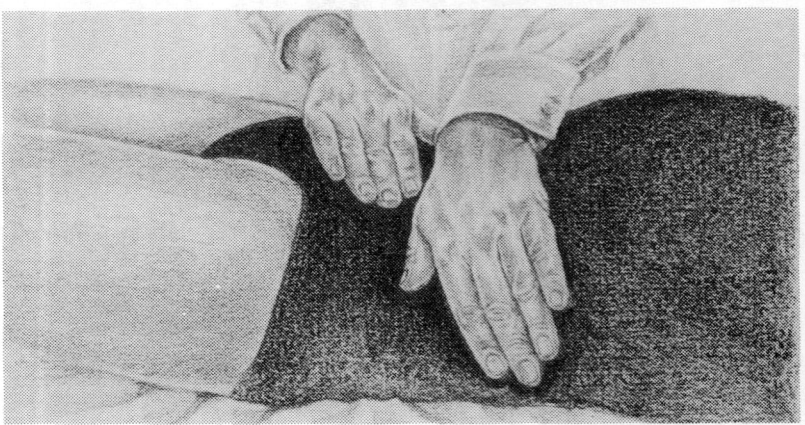

2.- Deslizamiento sobre colón descendente, primero con tu mano derecha, en seguida con tu mano izquierda; todos estos movimientos favorecen al proceso intestinal.

Secuencia del masaje

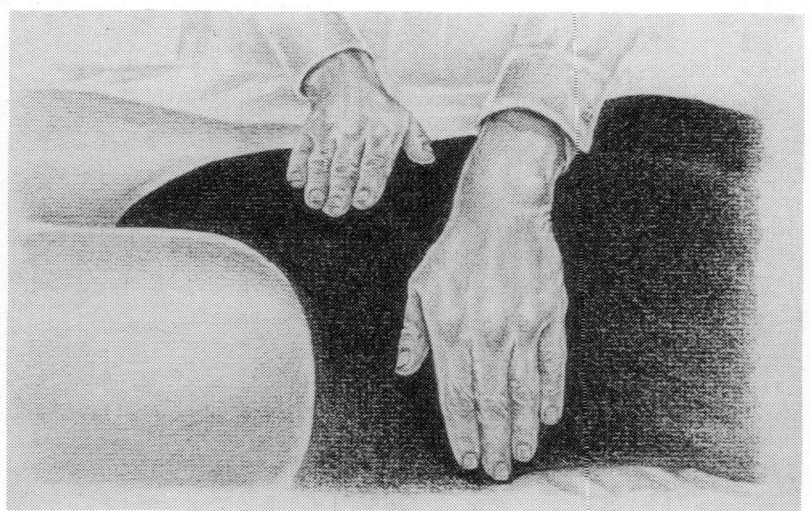

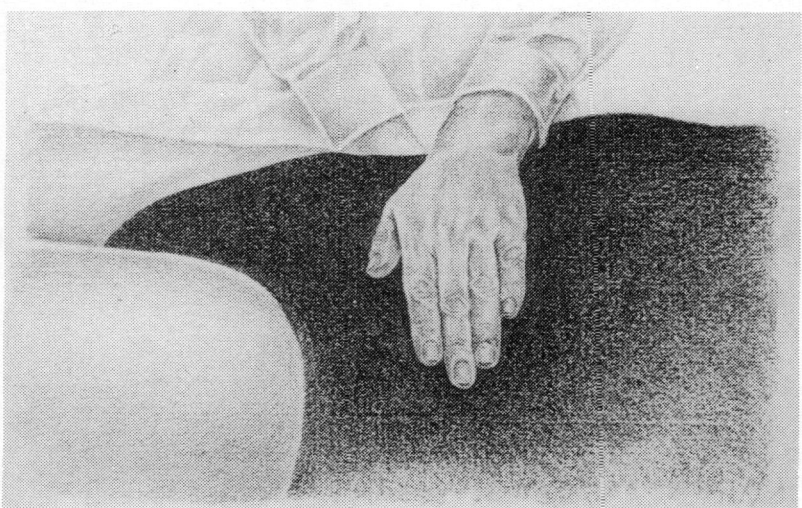

3.- En esta secuencia con la mano derecha se desliza a lo ancho del abdomen, posteriormente se baja a lo largo del colon descendente y en seguida la mano izquierda tambien se desliza a lo largo del colon descendente. Siente la consistencia del vientre bajo tus dedos y no presiones nunca con brusquedad.

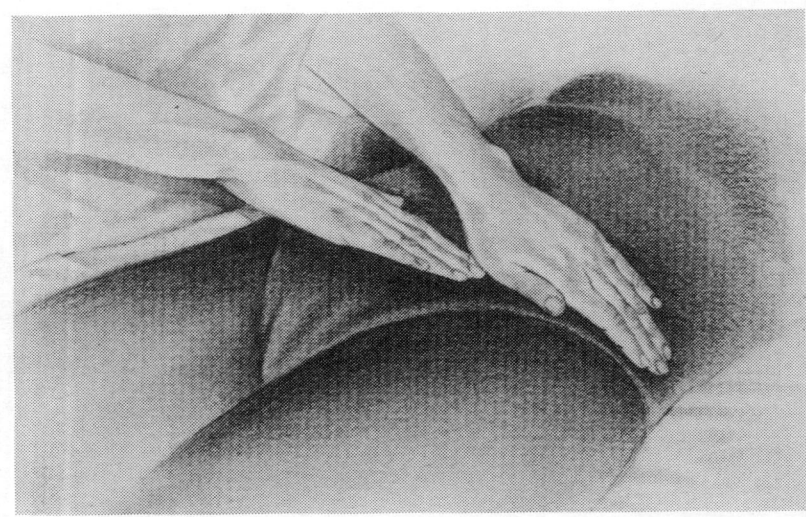

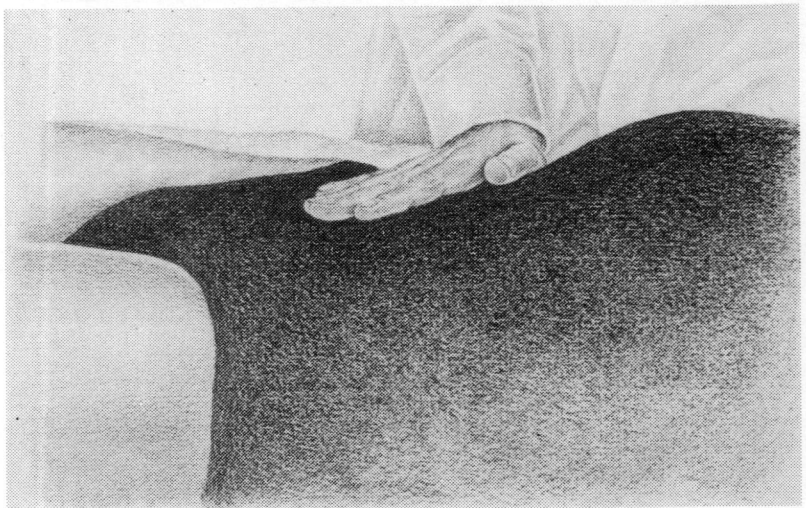

4.- Deslizamiento sobre colon transverso, descendente y ascendente. La mano derecha se desliza a lo ancho del abdomen, posteriormente se baja a lo largo del colon descendente hasta llegar a la parte media del bajo vientre y subes hasta un costado de la cintura, estos deslizamientos son excelentes, ayudan mucho a la persona si tiene colitis o intestinos perezosos.

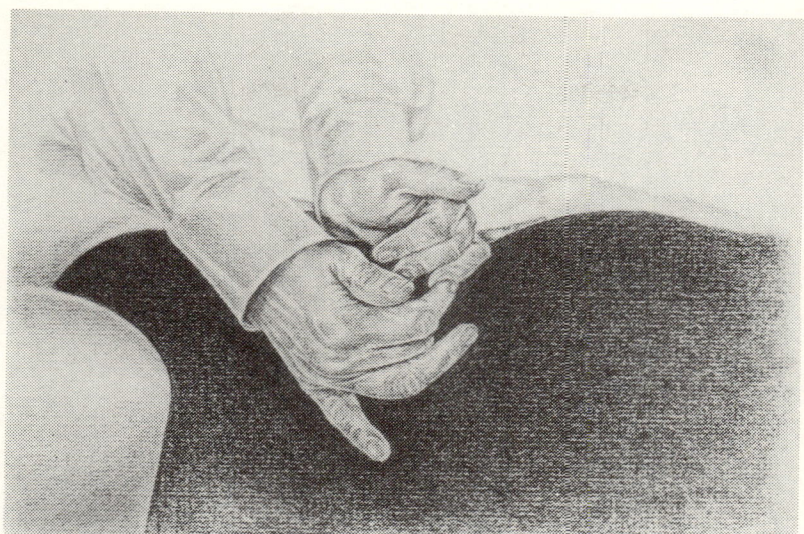

5.- Coloca tres dedos del lado derecho del ombligo y presiona para reflejar en vejiga (esto en forma de moño)

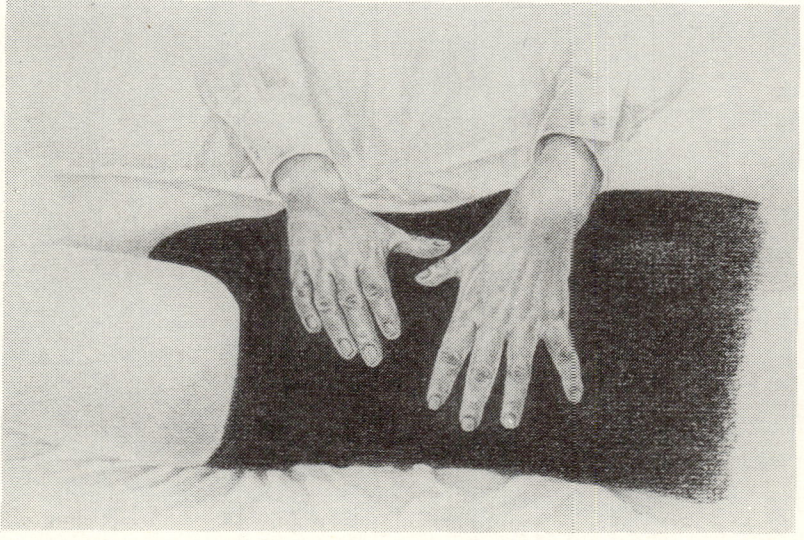

6.- Amasamiento palmo digital en todo el abdomen (en dirección a las manecillas del reloj).

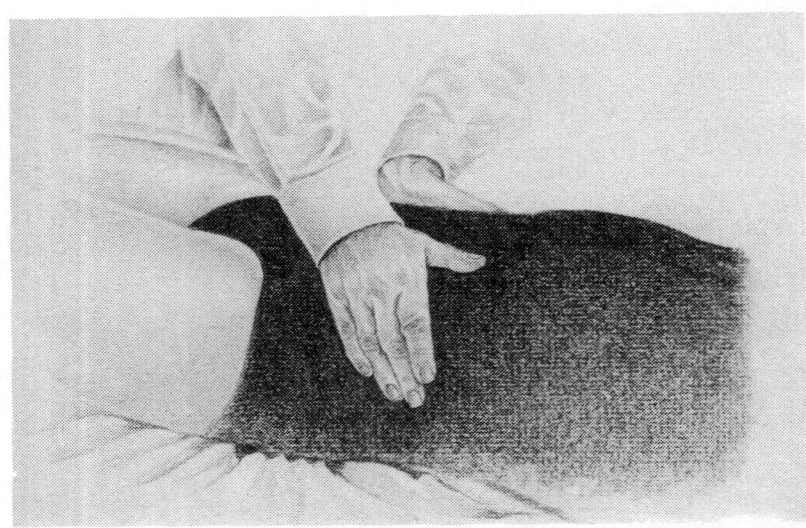

7.- Ambas manos recorren el costado del tronco como modelando el cuerpo.

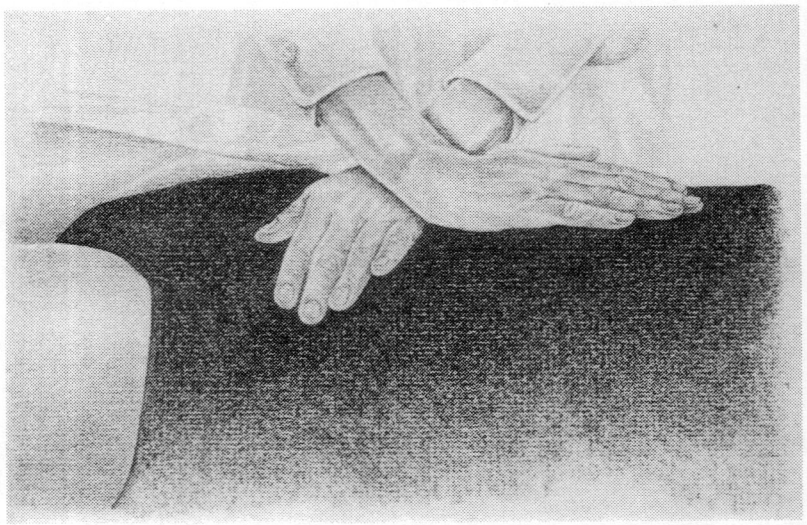

8.- Masaje circular del vientre, mantén las manos a la altura del vientre y comienza a masajear éste con gran movimiento circular, con ambas manos en el sentido de las agujas del reloj.

Parte posterior de la pierna

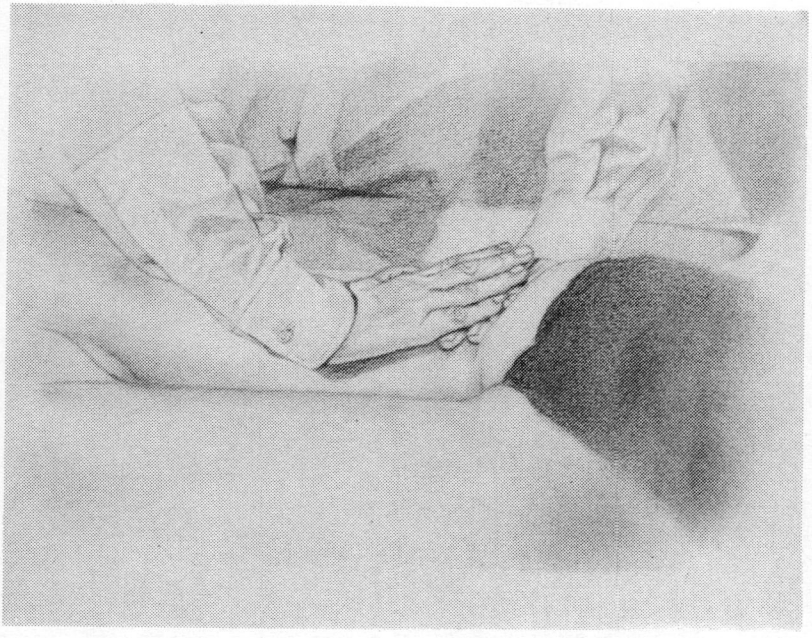

1.- Deslizamiento con ambas manos del zurco poplíteo hacia arriba con presión en pliegue del glúteo.

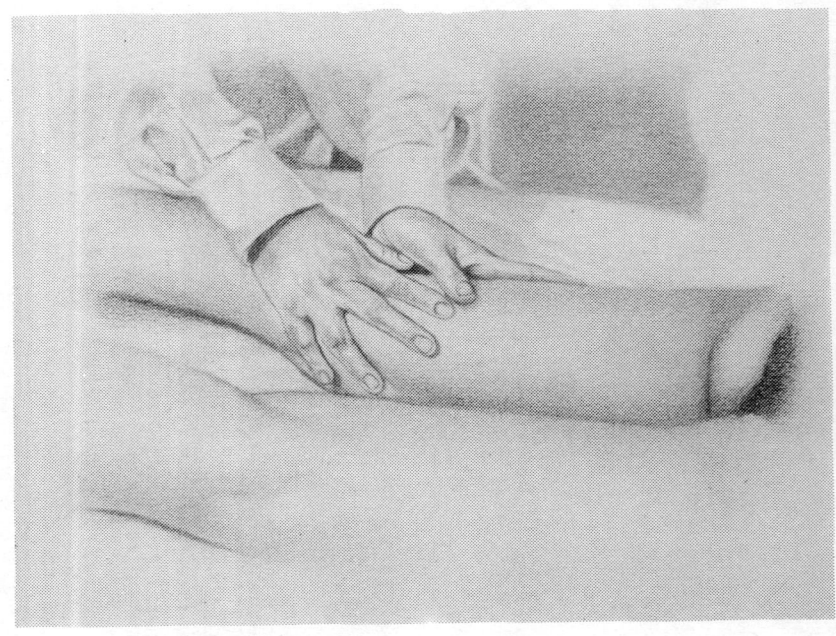

2.- Amasamiento en torsión en todo el muslo.

Secuencia del masaje 55

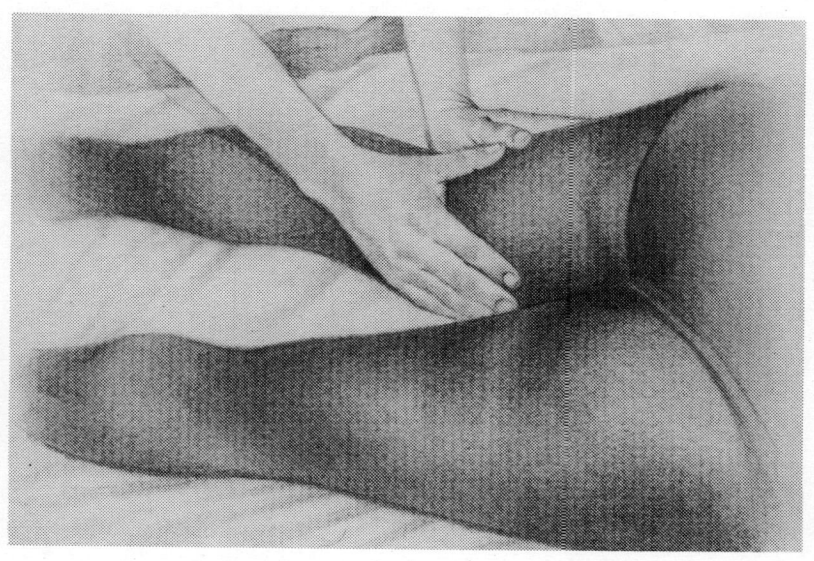

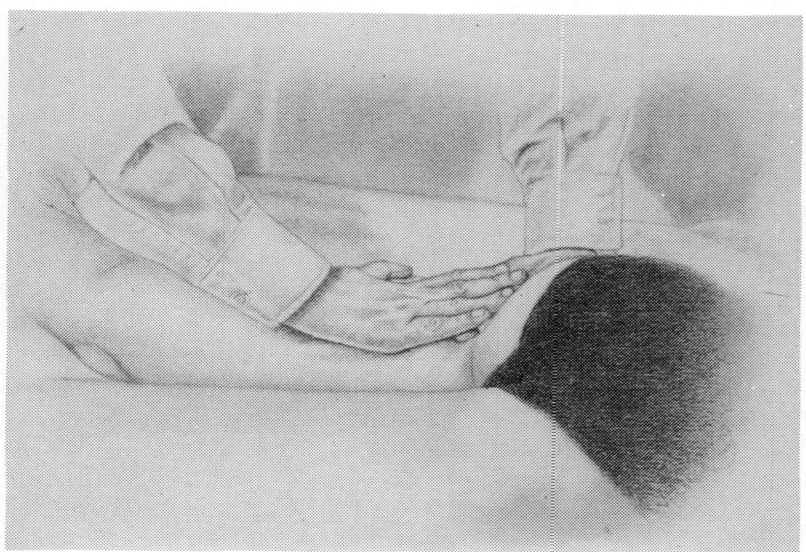

3.- Amasamiento en torsión con deslizamiento en pierna y con presión en zurco poplíteo.

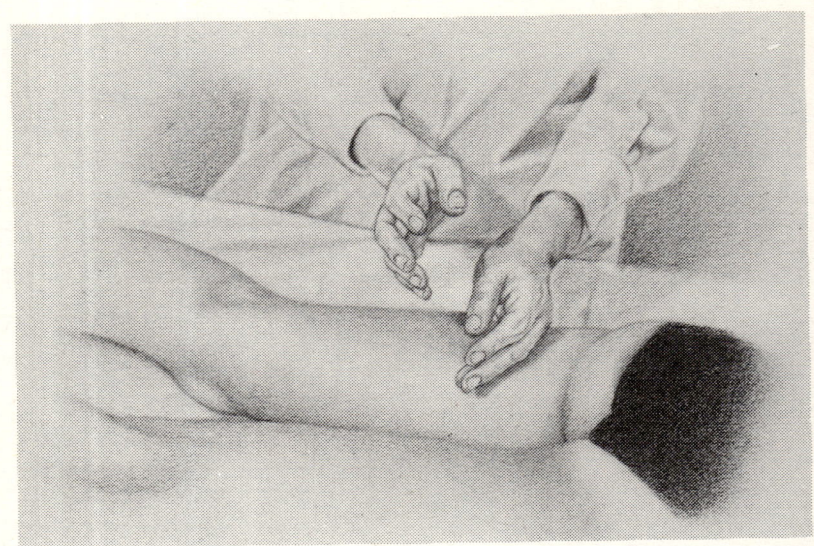

4.- Cacheteo o hachazo.

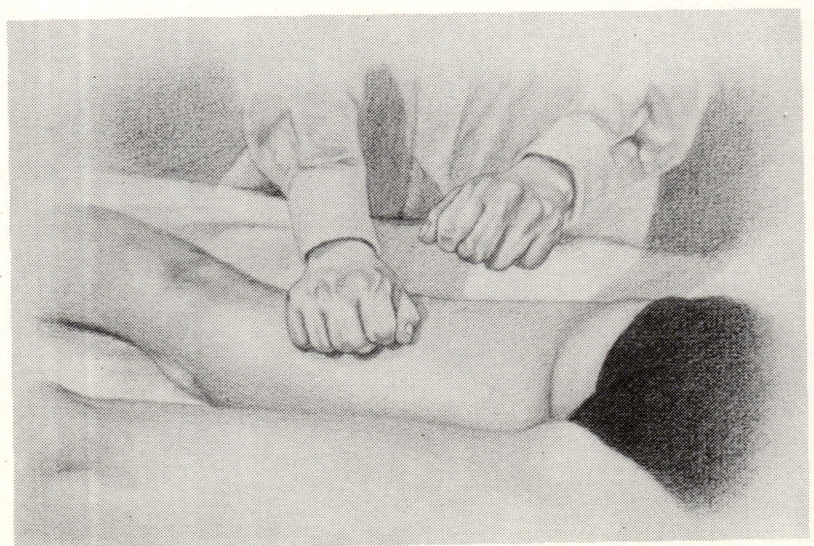

5.- Cacheteo cóncavo.

Secuencia del masaje

6.- Palmoteo cóncavo.

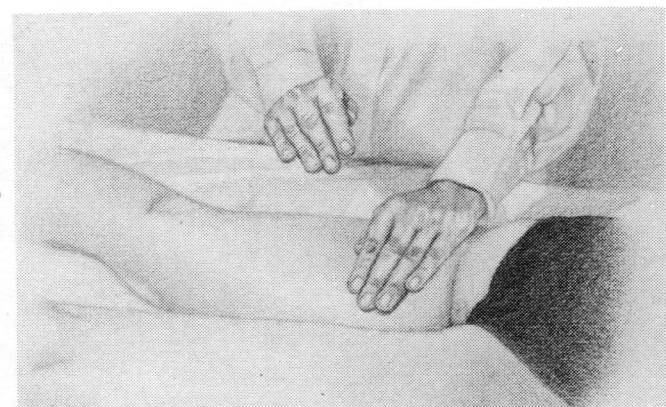

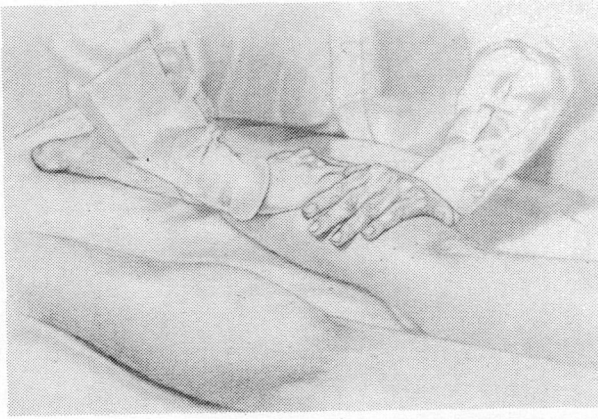

7.- Deslizamiento en pierna con presión en zurco poplíteo.

8.- Amasamiento palmo digital en la pierna.

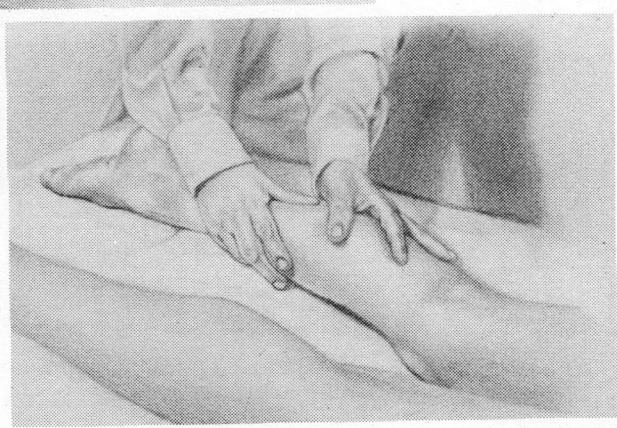

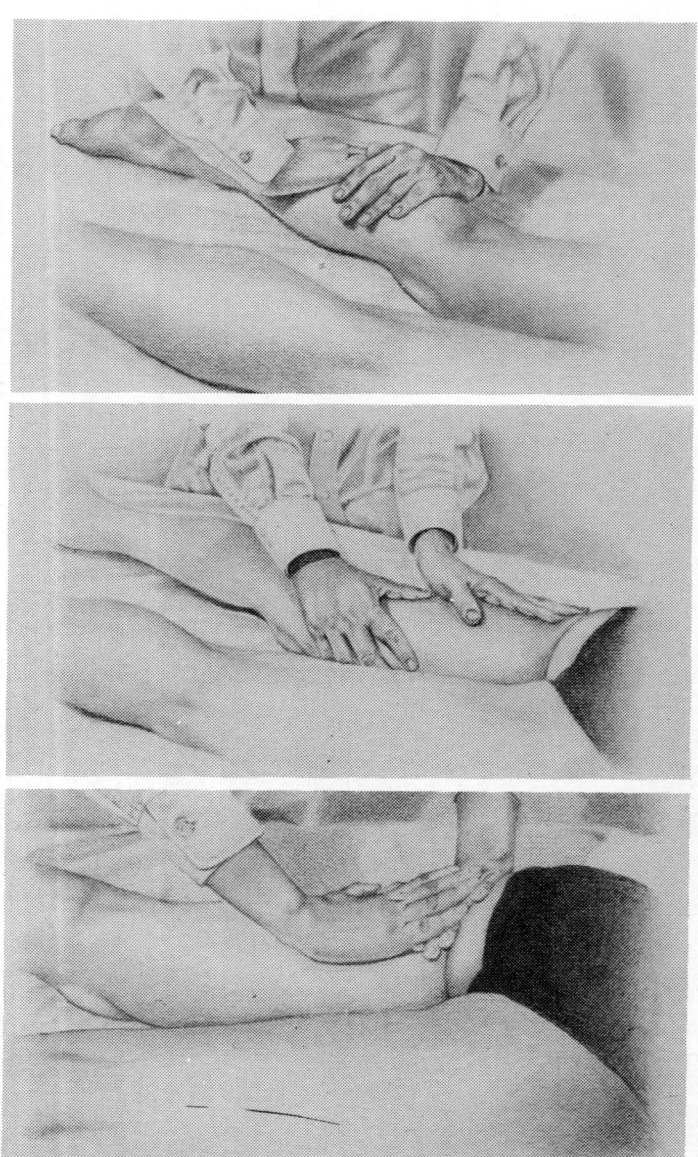

9.- Deslizamiento sobre pierna y muslo con presión en el pliegue del glúteo aflojando el muslo y la pierna.

La espalda

La espalda es la parte del cuerpo con más tendencia al cansancio y los dolores. Según los yoguis de la India, nuestra condición psíquica y espiritual depende más que de ninguna otra parte del cuerpo, del estado de la columna vertebral. Si se recibe un adecuado y minucioso masaje en la espalda, vas a sentir una sensación de liberación.

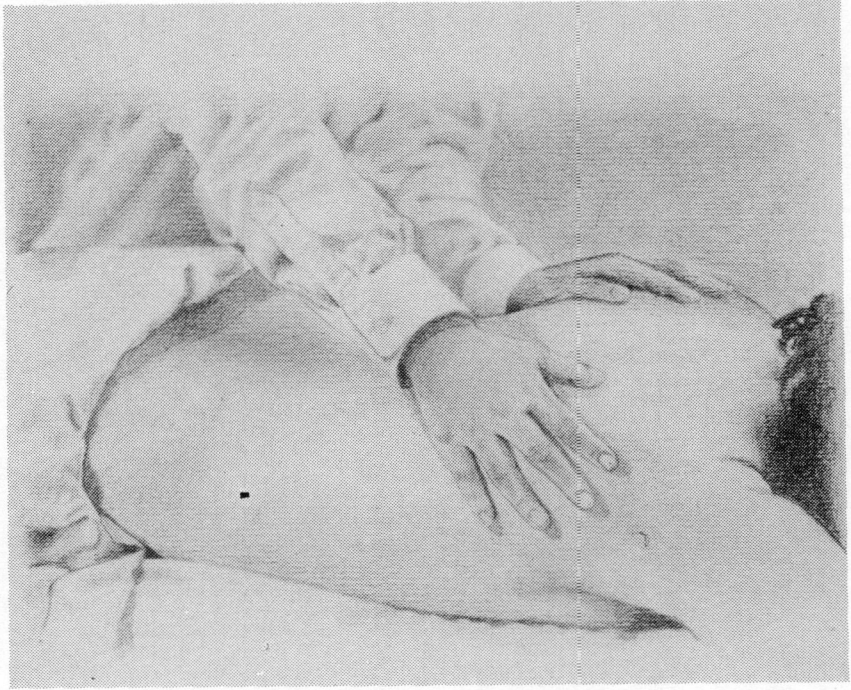

1.- Desliza tus manos de la cintura hasta los hombros para que esparzas bien el aceite en toda la zona, con los dedos y la palma de la mano juntos, masajea únicamente el cuello.

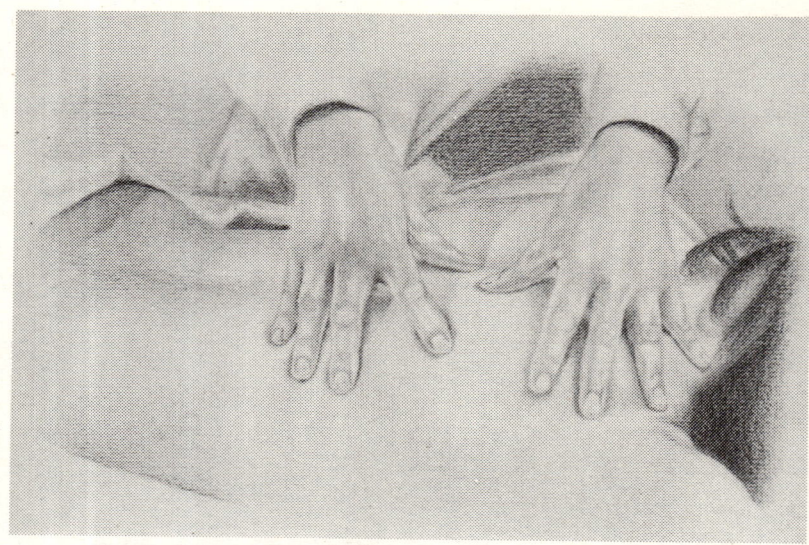
2.- Amasamiento digital en toda la espalda.

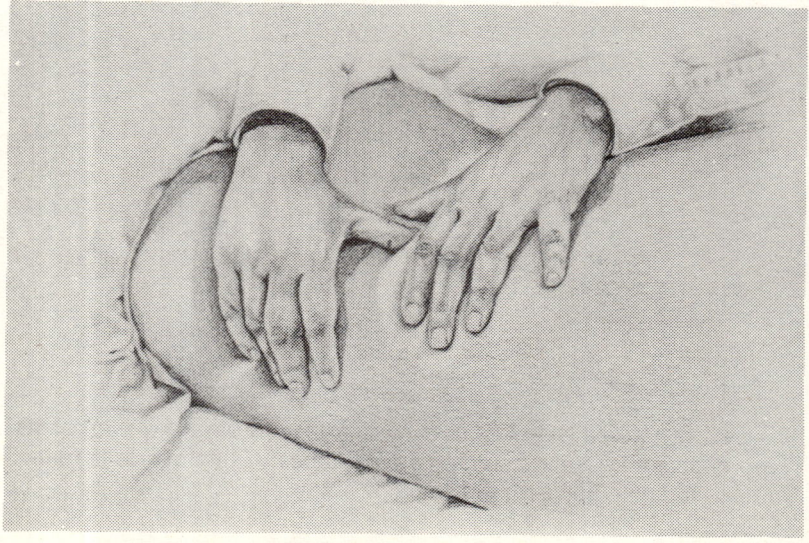
3.- Amasamiento palmo digital en toda la espalda.

Secuencia del masaje

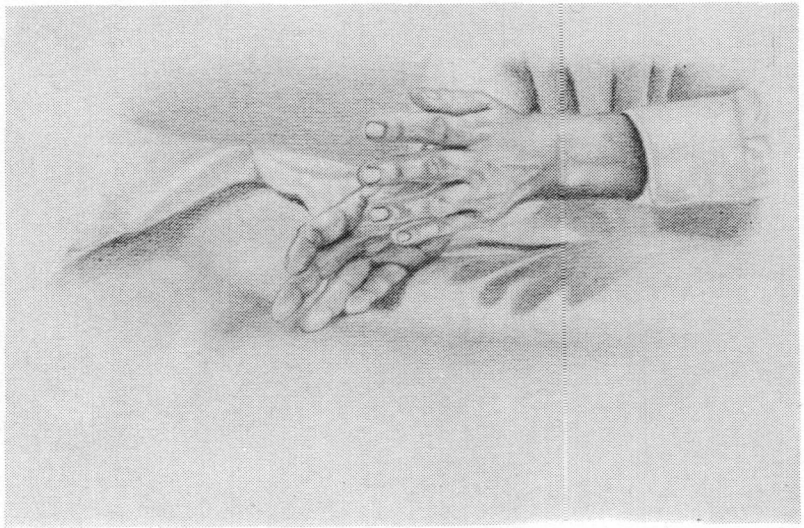

4.- Dar en toda la zona de la espalda, primero a lo largo de la columna vertebral, cacheteo o hachazo.

5.- Cacheteo cóncavo.

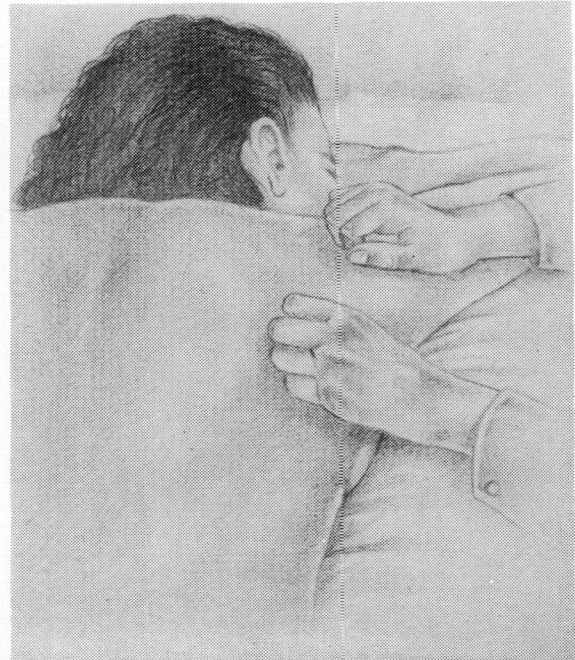

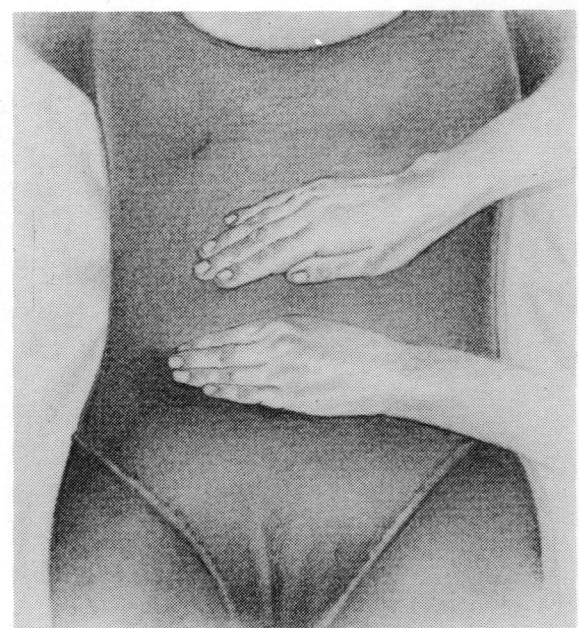

6.- Palmoteo cóncavo.

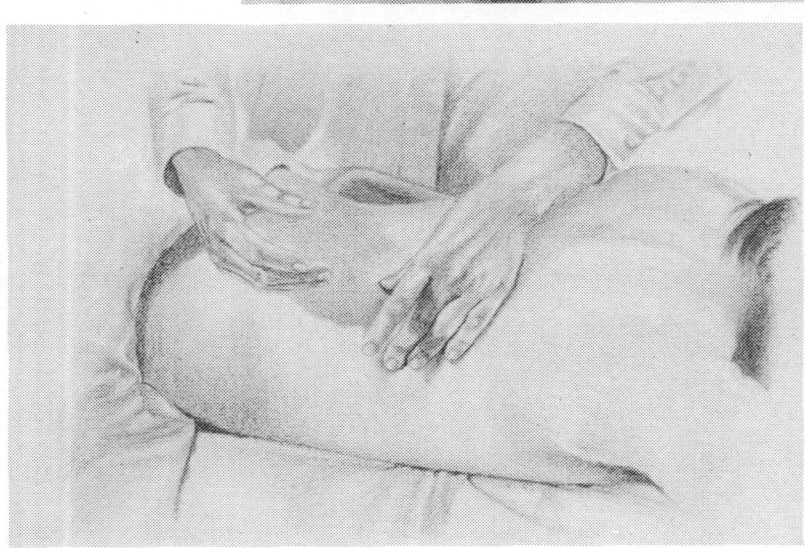

7.- Pellizqueo en toda la espalda.

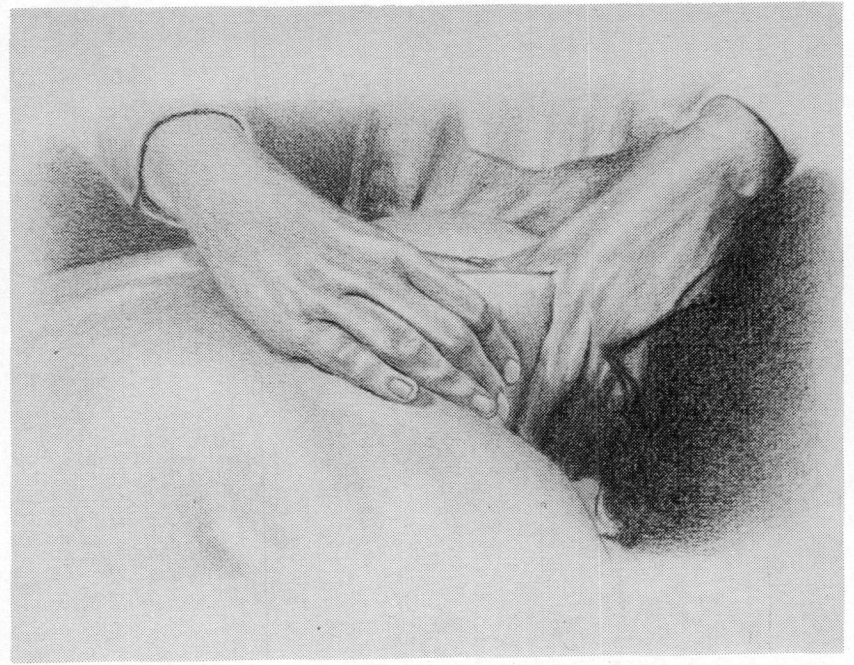

8.- Masajea la zona de la nuca y hombros con toda la mano hasta llegar a los codos; esta zona con frecuencia acumula mucha tensión.

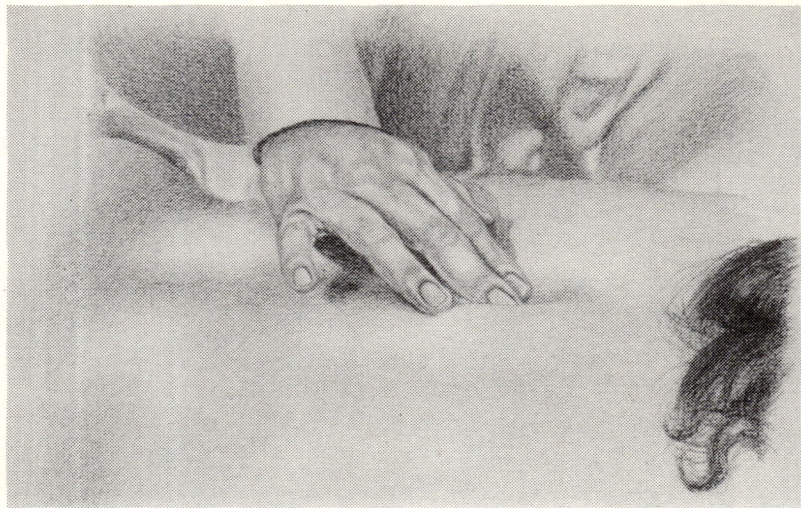

9.- Sigue la línea de la columna desde el cuello al cóccix con el índice y el cordial de la mano derecha. Ejerce una presión moderada moviéndolos muy lentamente, deja que los dedos palpen cada una de las vertebras.

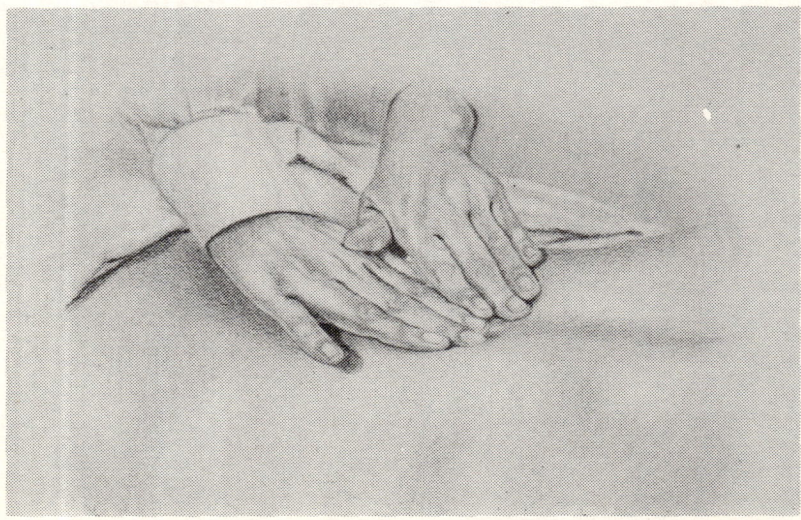

10.- Con tus manos juntas baja a lo largo de la columna vertebral hasta el cóccix, ejerciendo presión con los dedos, puedes hacerlo varias veces.

Secuencia del masaje 65

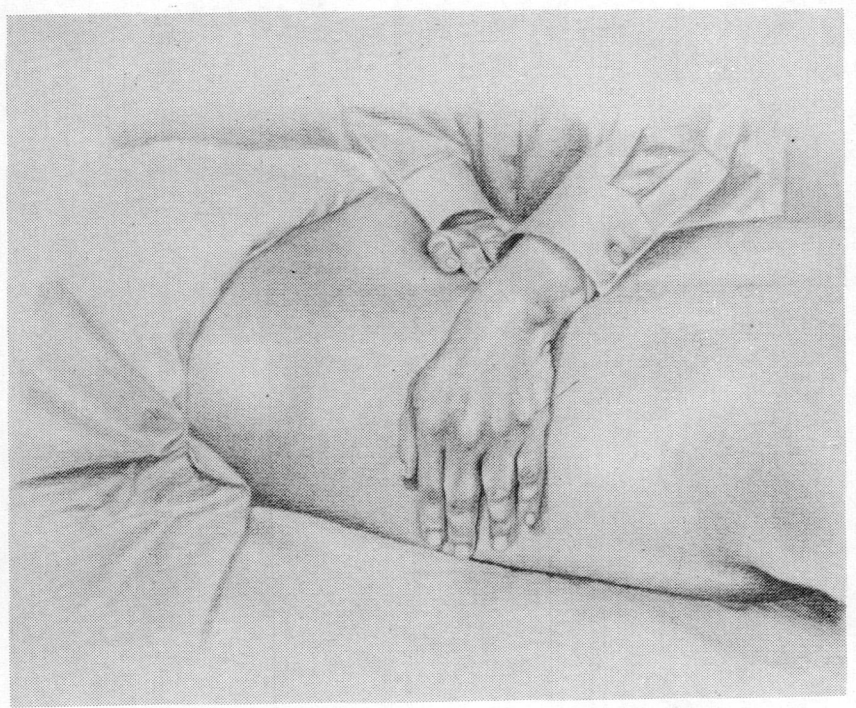

11.- Resbala las palmas de las manos con rápidez, sobre la espalda cubriendo franjas horizontales. Lleva la mano derecha hacia ti mientras alejas la izquierda y viceversa, mueve las manos en forma continua sin perder en ningún momento contacto con la piel, genera tanta fricción como puedas.

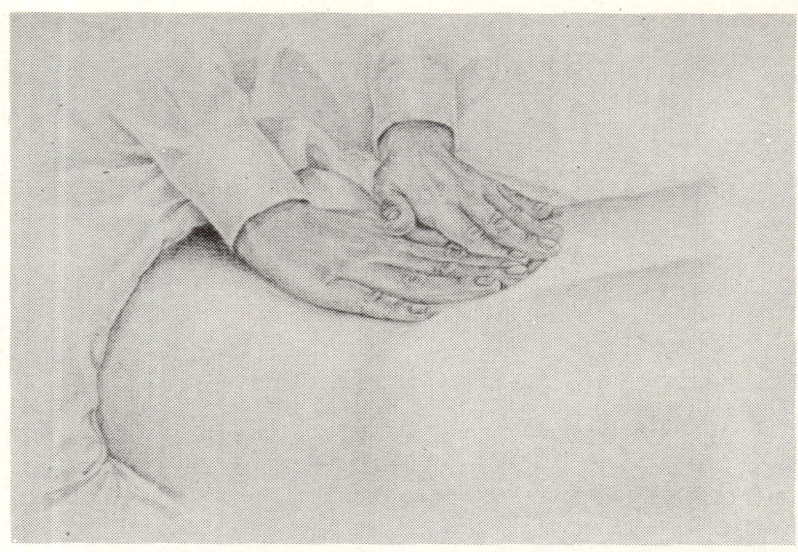

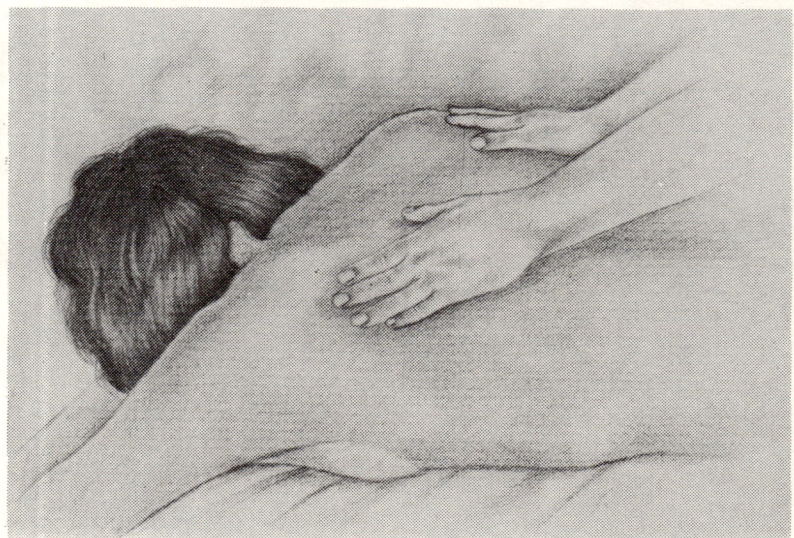

12.- Sube por la columna vertebral con las manos juntas y haz 3 círculos hacia arriba con tu mano extendida alrededor de los homóplatos hasta llegar a los hombros y sigue masajeando.

Secuencia del masaje

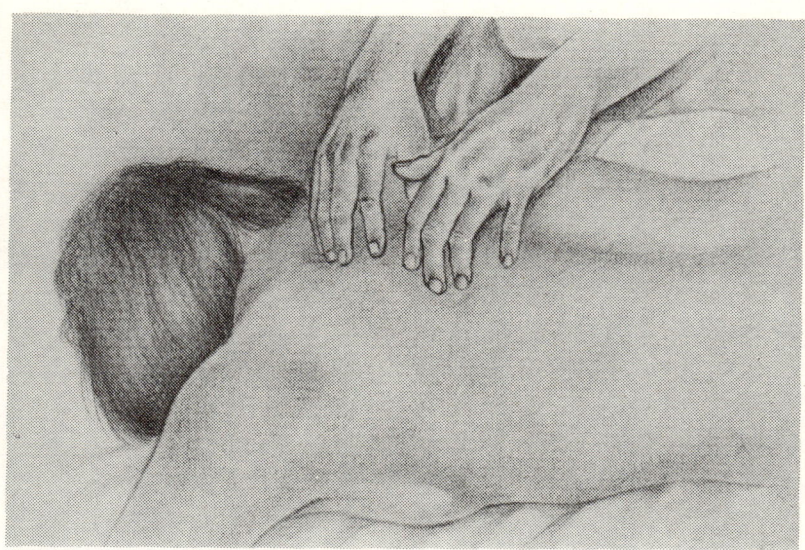

13.- Tecleo, esto es como si estuvieras tocando el piano, lo haces en toda la zona de la espalda.

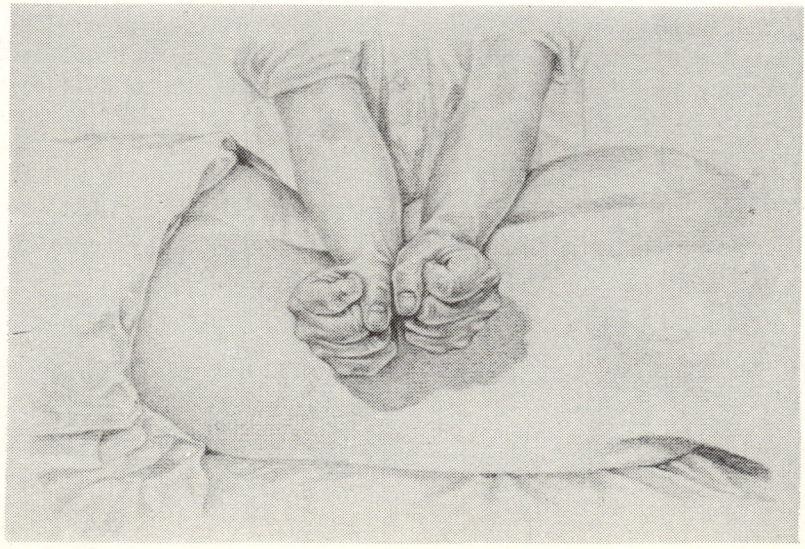

Ver página siguiente.

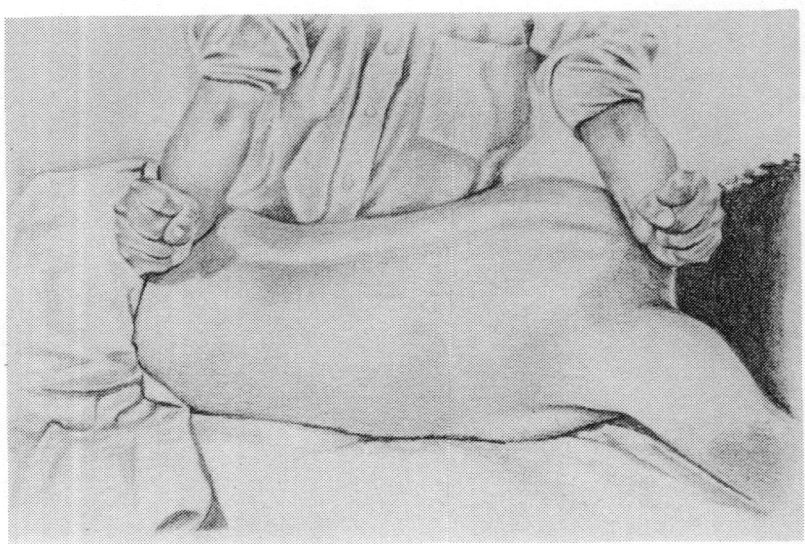

14.- Termina con el toque siguiente: coloca la cara interna de los antebrazos sobre la mitad de la espalda, entre la parte superior de la columna y la inferior de los glúteos. Mantén los antebrazos lo más próximos que puedas (figura de la página anterior). Luego separa los brazos ejerciendo vibración hasta que uno de ellos haya alcanzado la parte superior de la espalda y el otro haya llegado a la zona de los glúteos. Repítelo unas 3 veces.

Es importante que todos los cambios de la espalda se hagan a nivel de las cervicales, dividiendo la espalda en cuatro cuadrantes.

Brazos

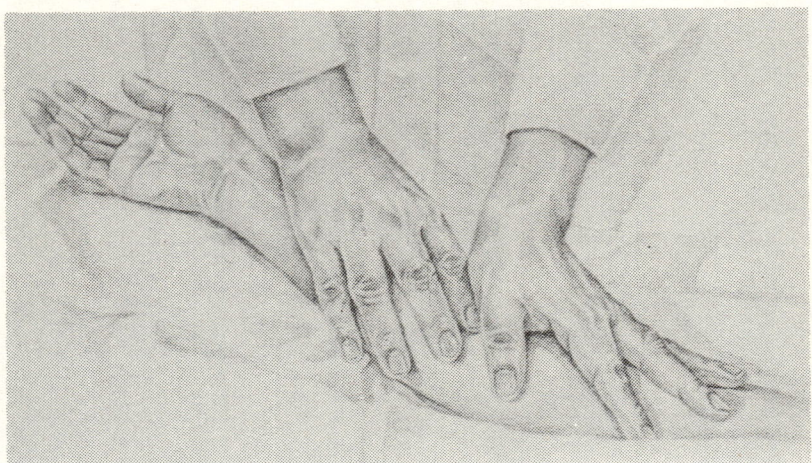

1.- Siéntate en la alineación del brazo de la persona que vas a masajear, lo deberás tener ligeramente abierto. Con ambas manos a cada lado, y a partir de las muñecas, comienza a subir a lo largo del brazo hasta el hombro lentamente y te servirá para extender el aceite.

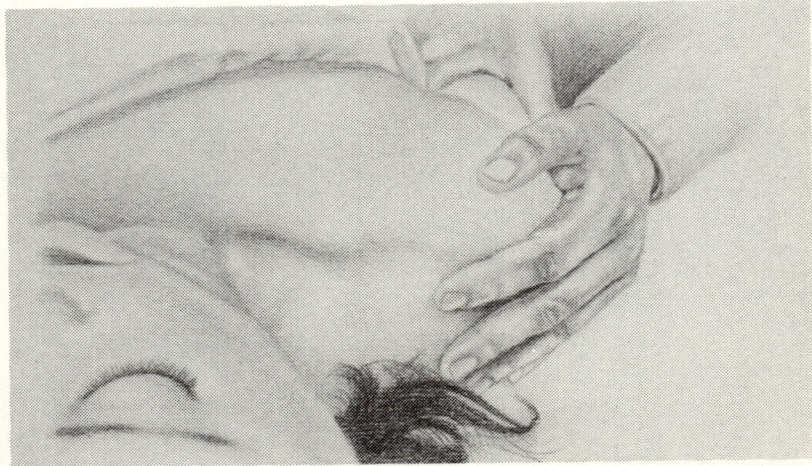

2.- Tu mano externa, masajea alrededor del hombro, mientras que la mano contraria se deslizará bajo la axila ejerciendo una leve presión.

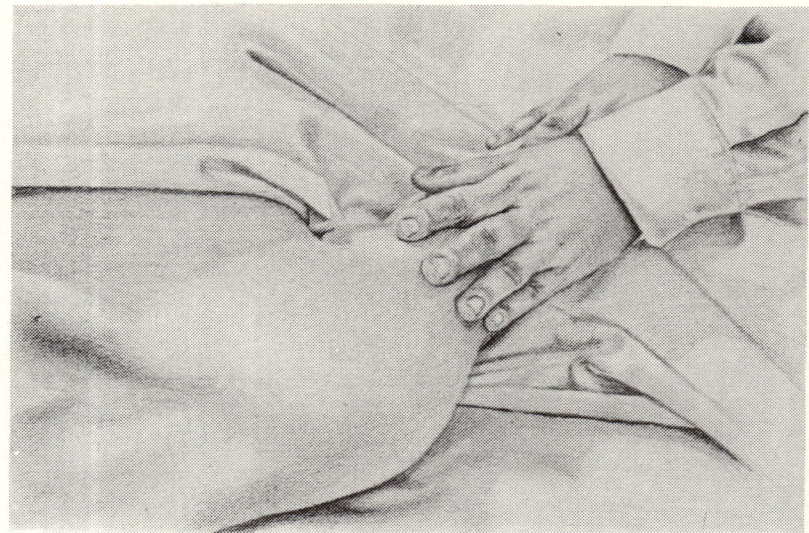

3.- Ambas manos se deslizan del hombro hasta la muñeca, que fue donde iniciaste.

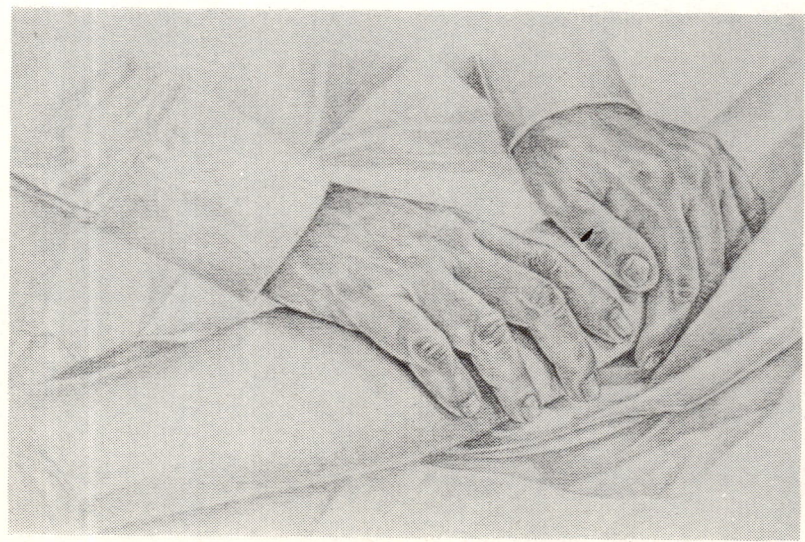

4.- Masajea todo el brazo y antebrazo con amasamiento.

Secuencia del masaje

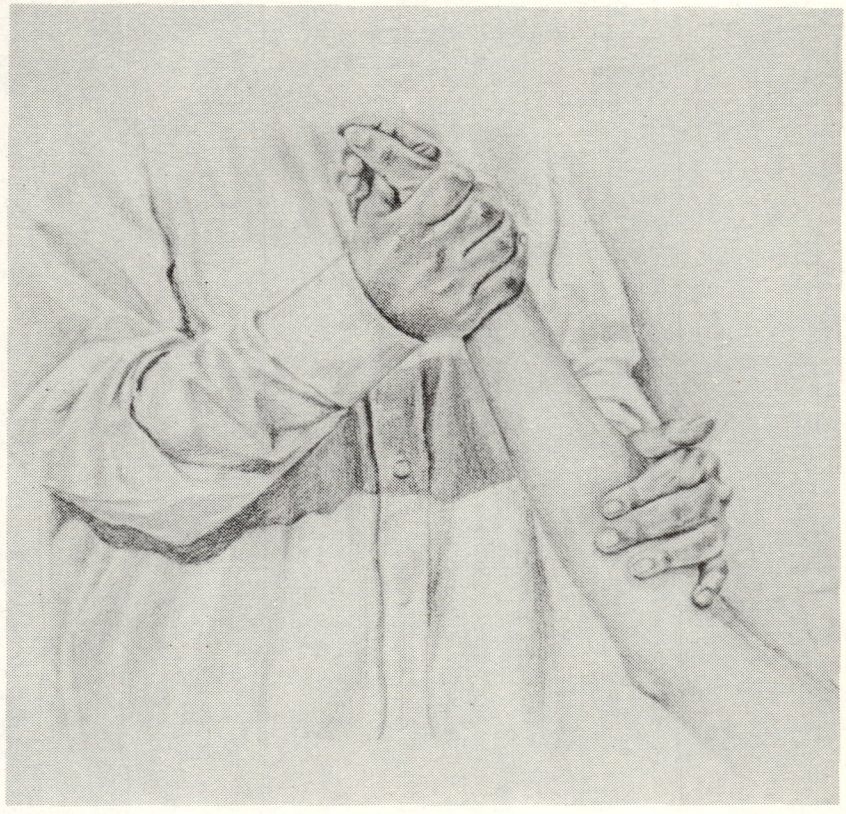

5.- Levanta el antebrazo y mantenlo con una mano mientras masajeas en torsión con la otra desde la muñeca hasta el codo. Después sostén la muñeca y sacude el antebrazo. La mano de tu compañero debe estar floja.

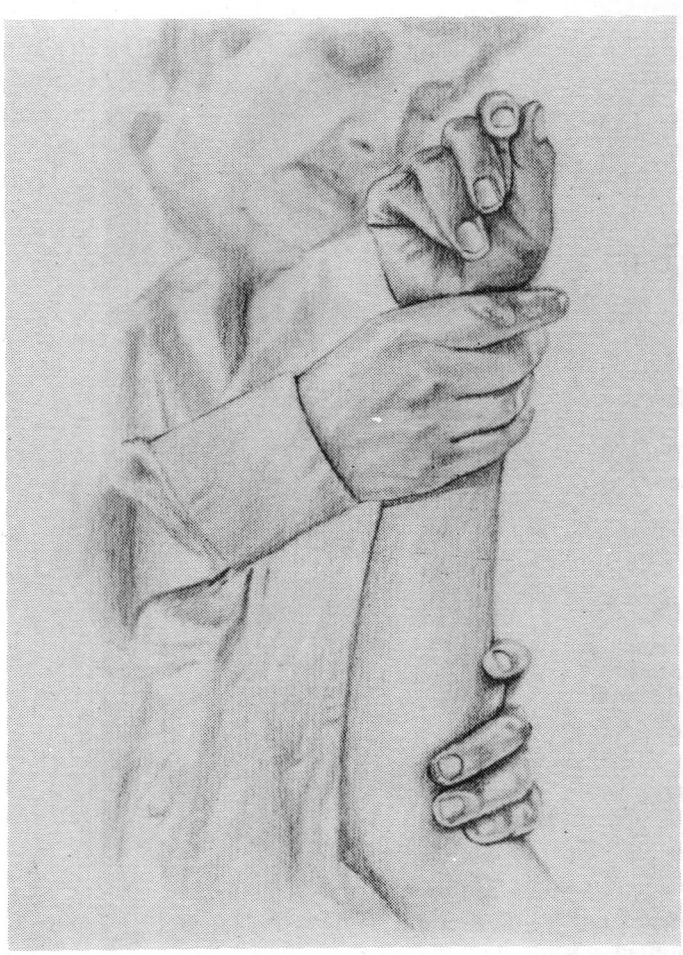

6.- Coloca el brazo en posición vertical, sosteniendo la muñeca con la mano derecha y el codo con la izquierda manteniendo esta posición, sacúdelo suavemente en sentido vertical. Presiona hacia abajo primero y disminuye la fuerza en el movimiento ascendente. Repítelo varias veces en forma rápida y sucesiva.

Secuencia del masaje

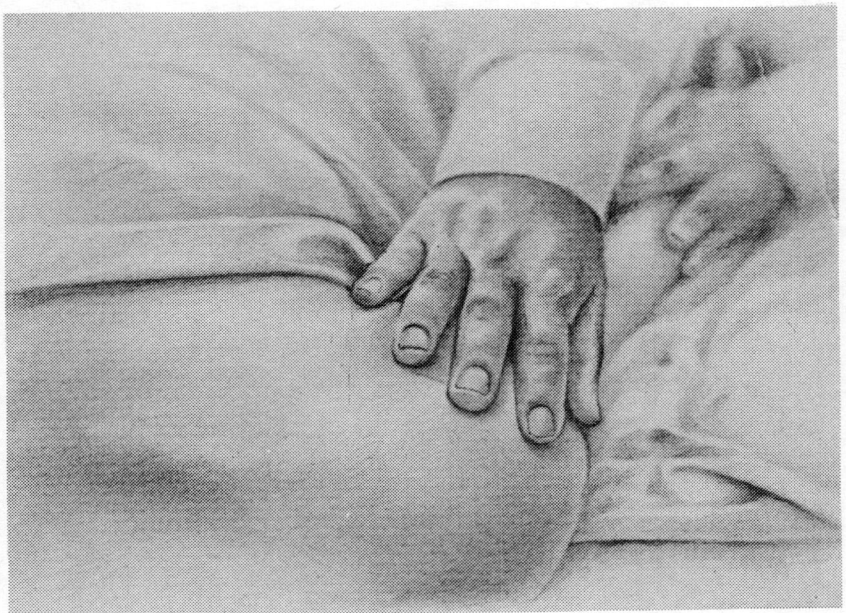

7.- Vuelve a colocar el brazo a lo largo del cuerpo y realiza de manera alterna un rozamiento con ambas manos desde la punta de los dedos hasta el hombro, debe ser muy suave.

Manos

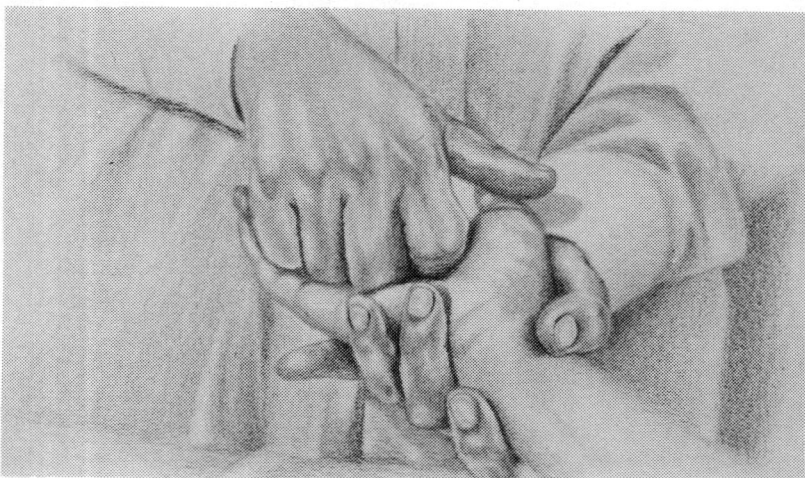

1.- Pon el dorso de la mano de la persona sobre tu palma izquierda. Empuña la derecha y masajea la palma con los nudillos. Presiona firmemente toda la palma sin tocar los dedos.

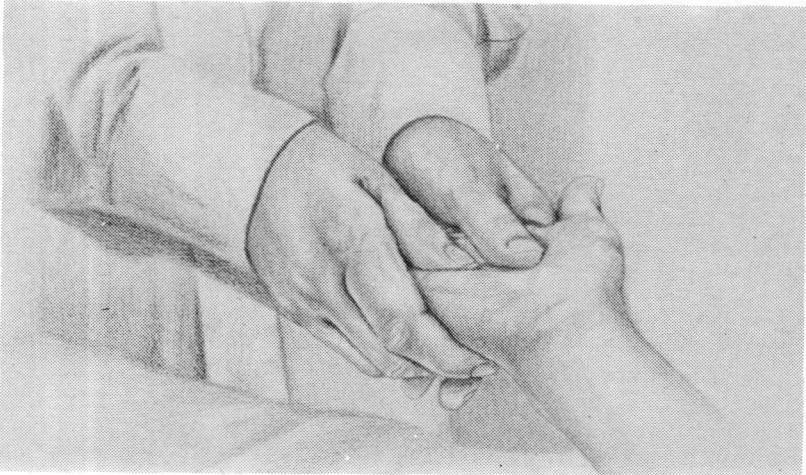

2.- Trabaja la misma área utilizando la yema de los dedos pulgares. Sostén la mano con los otros dedos y ejerce presión con los pulgares, moviéndolos en pequeños círculos.

Secuencia del masaje 75

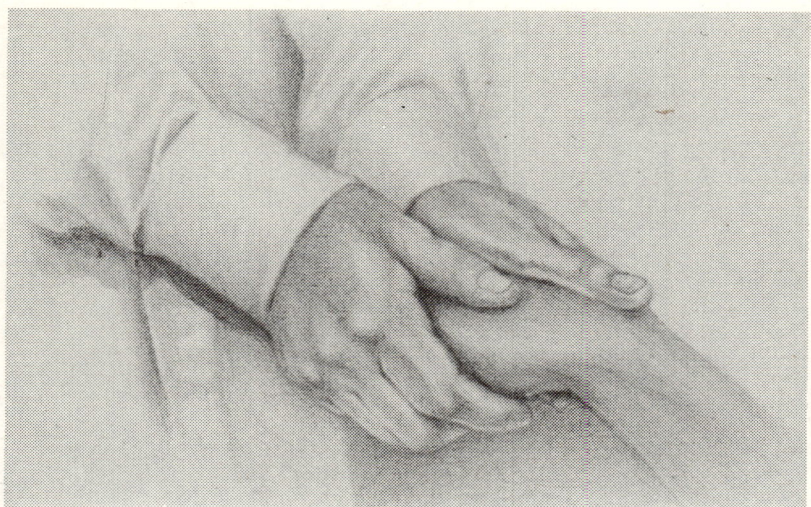

3.- Voltea la mano y trabaja sobre el dorso de la mano con los extremos de los pulgares, llega hasta la muñeca y masajea.

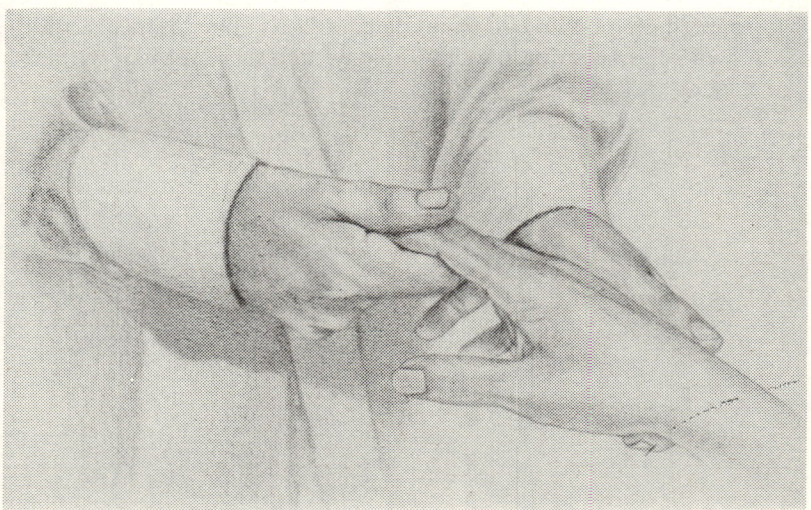

4.- Toma uno por uno los dedos empezando por el meñique, fricciónalo y al llegar a la punta del dedo los sacudes con un movimiento de tirabuzón con cierta fuerza.

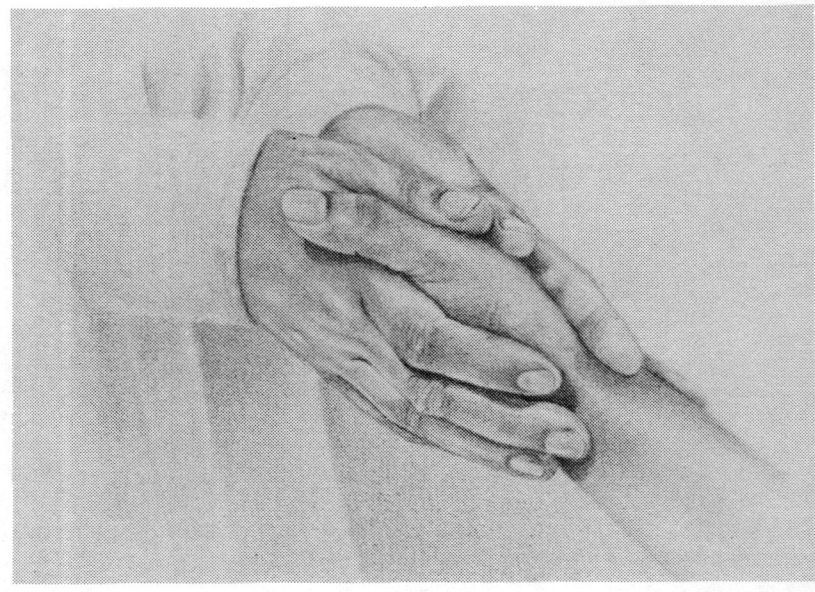

5.- Mantén un momento la mano de la persona entre las tuyas, cubre la mayor superficie que puedas, quédate quieto y ejerce al término una ligera presión.

Cara y cuello

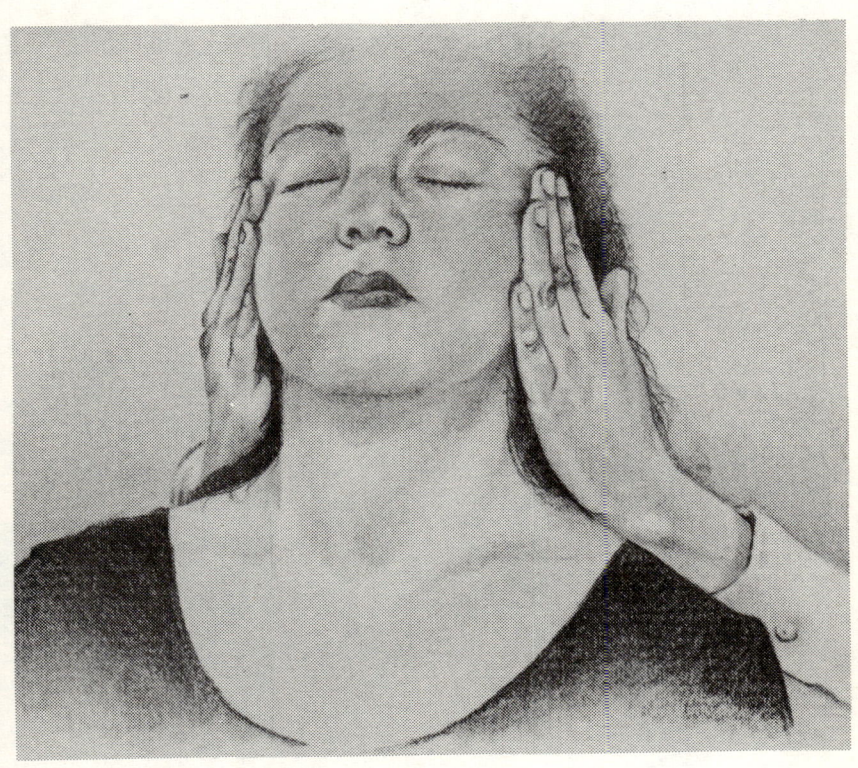

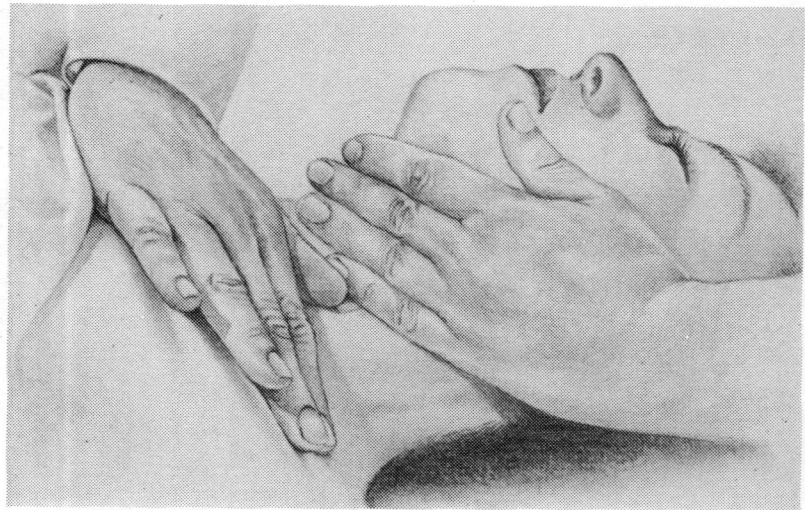

1.- Deslizamiento del cuello, de la zona del mentón hacia el pecho; todos estos deslizamientos se hacen suavemente ya que la cara y el cuello son zonas muy delicadas.

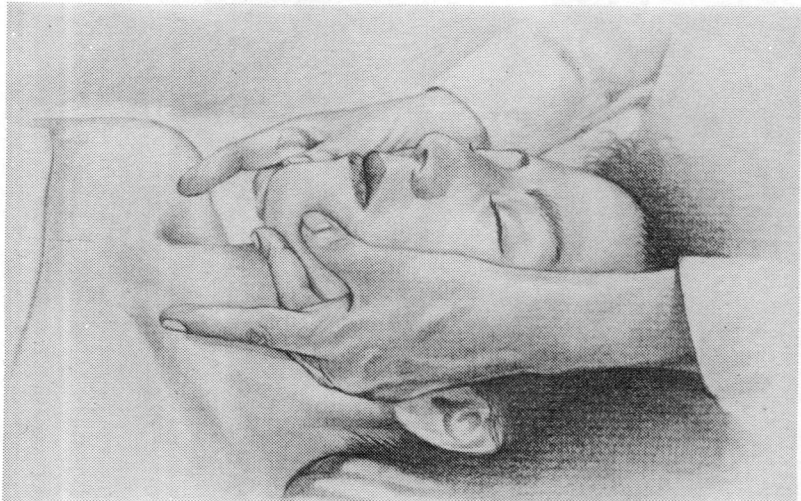

2.- Coloca los dedos sobre la mandíbula inferior, presionando repetidas veces con los pulgares hacia abajo; estos movimientos ayudan a reabsorber el doble mentón y a distender la garganta.

Secuencia del masaje

3.- Deslizamiento del sillón nasogeneano.

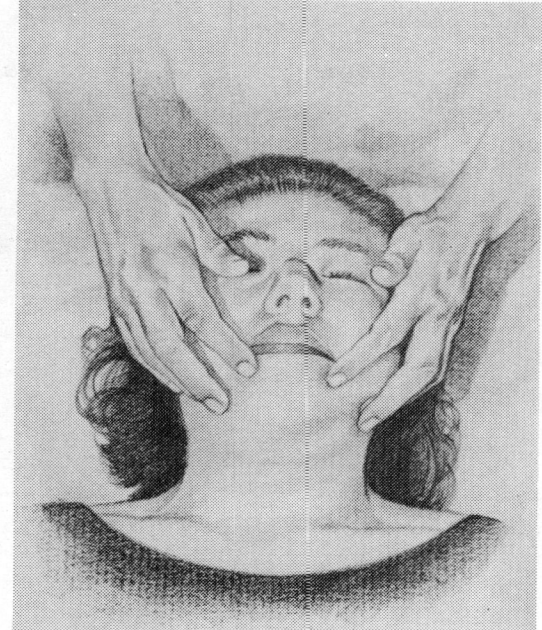

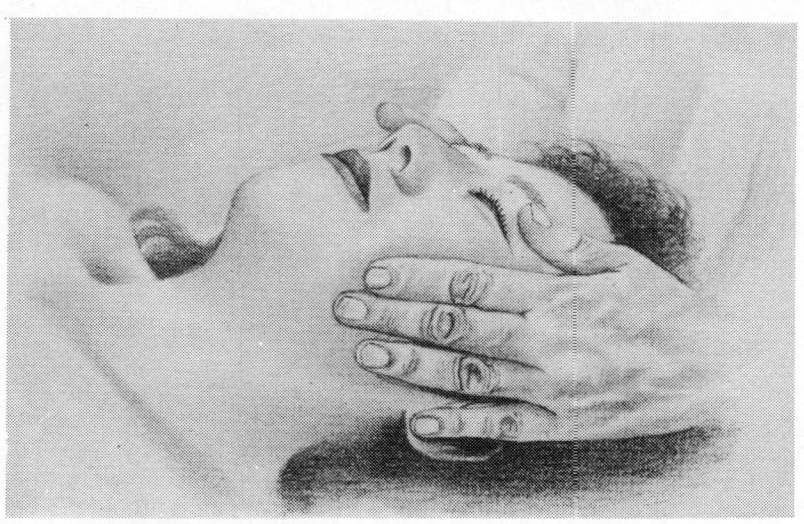

4.- Deslizamiento del sigomático mayor y menor.

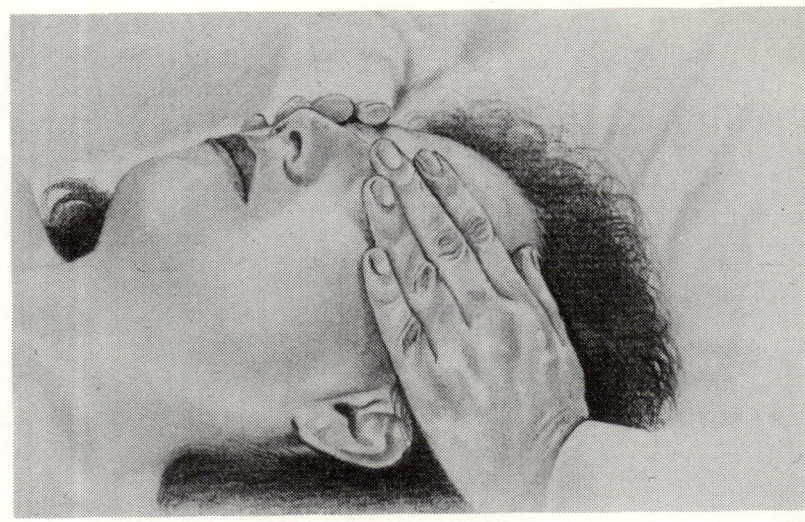

5.- Deslizamiento del orbicular de los ojos.

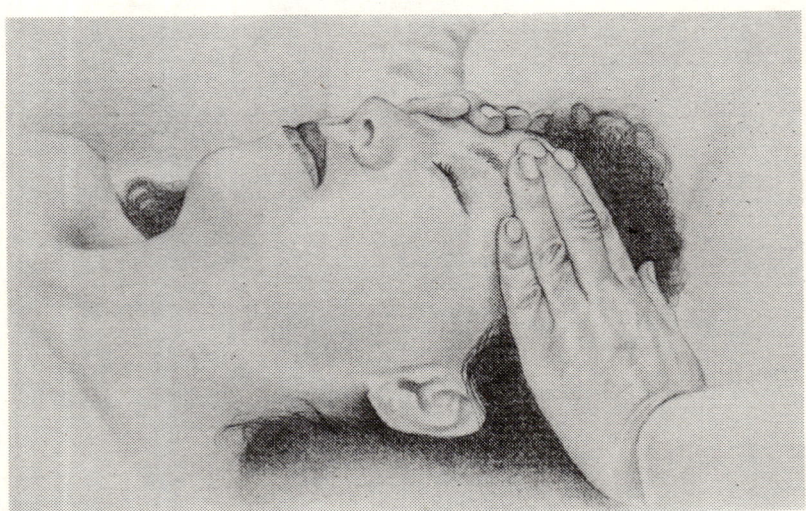

6.- Coloca las 2 manos en la frente y desliza con los dedos hacia los lados de la cara. Se trata de una zona en donde se acumula mucha tensión. Las tensiones en esta zona indican a menudo problemas de hígado (arrugas verticales) o de intestino (arrugas horizontales).

Secuencia del masaje

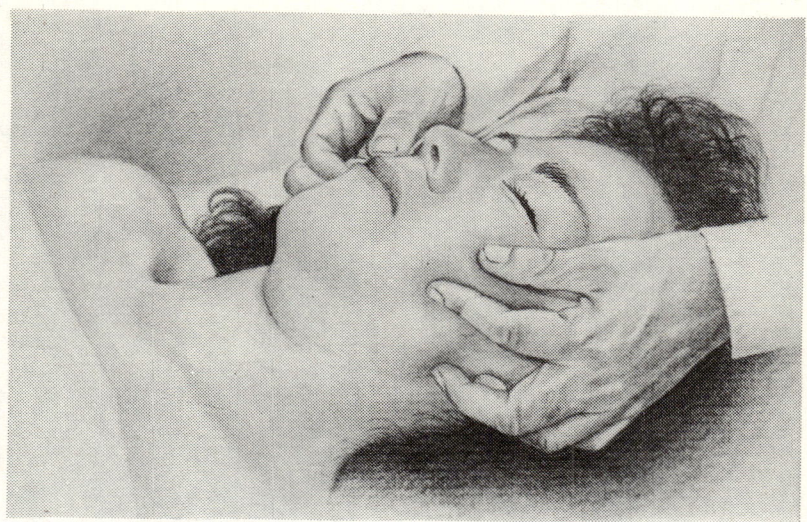

7.- Pellizcamiento con las yemas de los dedos pulgar e índice muy leve en todo el rostro, para que active la circulación.

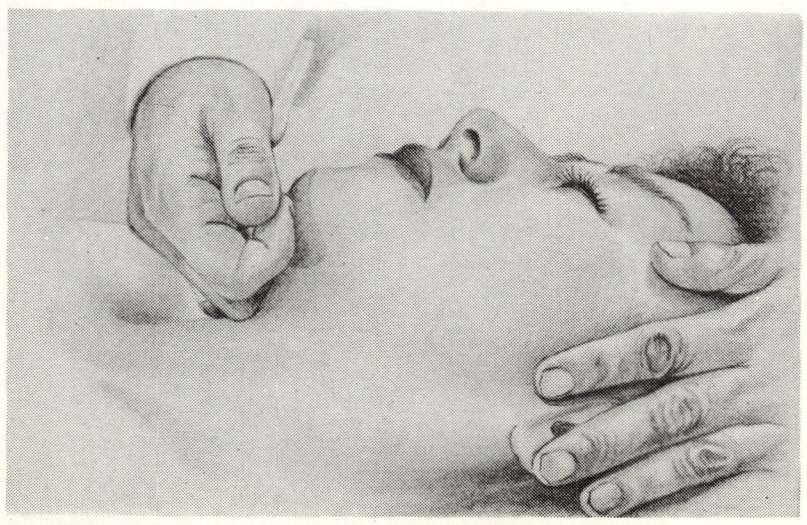

8.- Rotación del mentón, ayuda a eliminar el doble mentón.

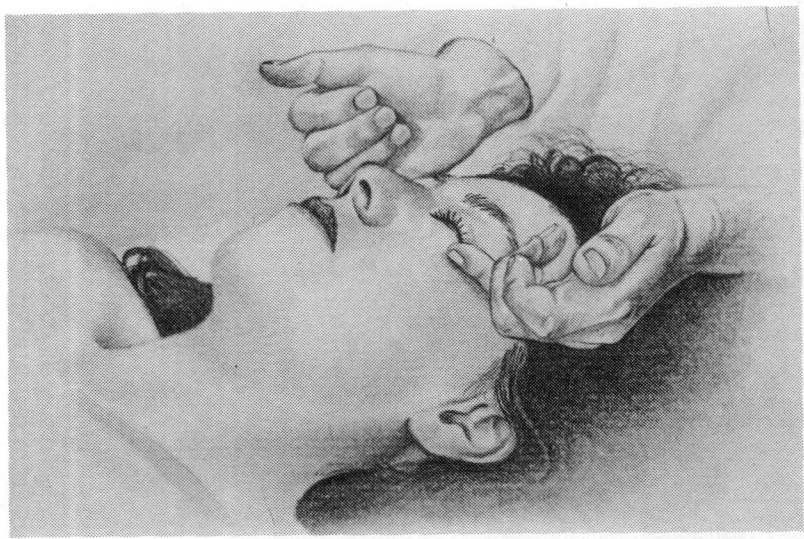

9.- Presiona con los dedos meñiques en la zona de los orbiculares para que ayude a eliminar líquido que en esa zona de los ojos se concentra.

10.- Tecleo en todo el rostro (como si estuvieras tocando el piano con las yemas de los dedos). Ayuda a relajar.

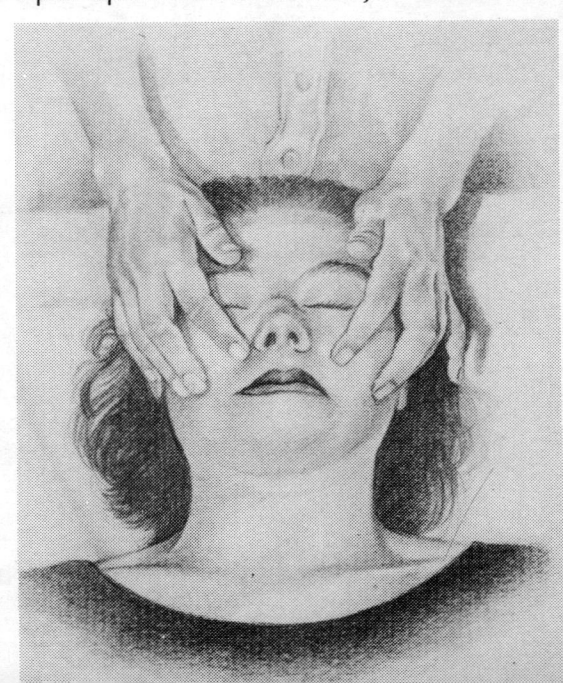

Secuencia del masaje

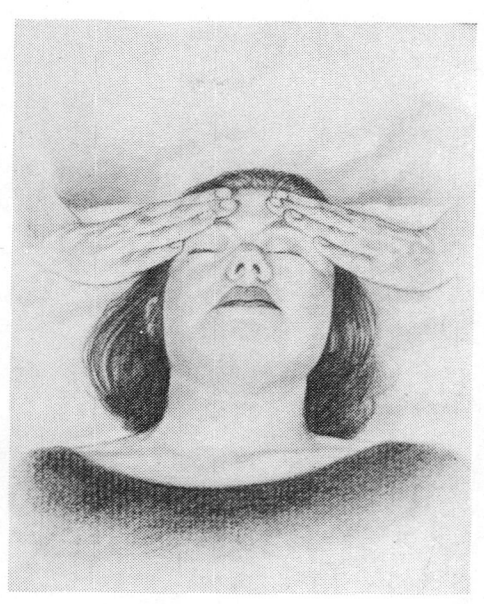

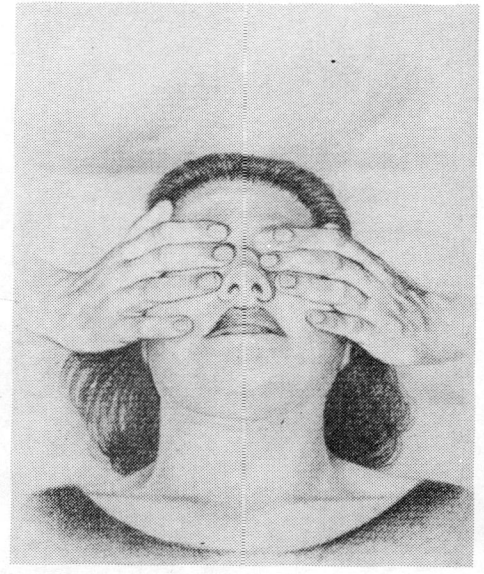

11.- Vibraciones en todo el rostro, con toda la mano.

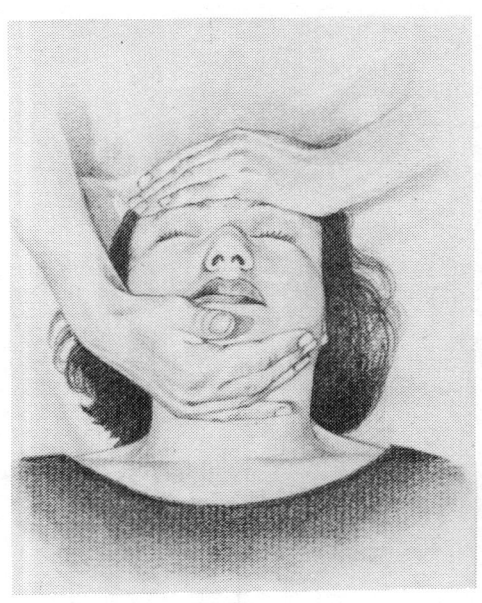

12.- Presión en frontal, mentón y maseteros.

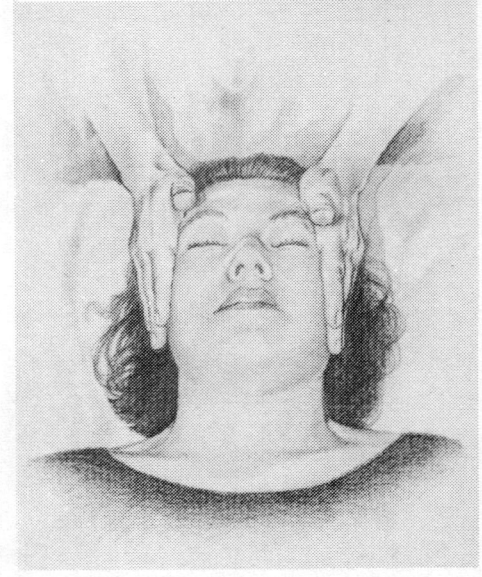

Reflexología

Durante siglos, los médicos y curanderos asiáticos han usado el masaje del pie como auxiliar en la diagnosis de enfermedades leves y graves. En Occidente esta disciplina ha sido llamada "Terapia de Zonas", y más recientemente, "Reflexología". Aunque ampliamente ignorada por la profesión médica, ha logrado conseguir una extendida reputación entre los que practican el masaje.

Si hay alguna parte de nuestro cuerpo que merezca una atención especial, esa es el pie. Psicológicamente es el punto en que experimentamos nuestro contacto con el terreno que nos sostiene.

Además, desde el punto de vista de los músculos y los huesos, es una parte muy delicada y compleja. Si pudiera quitarse la piel, se encontraría con que la estructura ósea de cada pie está compuesta por 26 distintos huesos.

Pero lo más importante es el papel que desempeña dentro del sistema nervioso. En la planta del pie se encuentran concentradas miles de terminaciones nerviosas cuyos extremos opuestos están situados en todo el resto del cuerpo.

Así podemos considerar al pie como un "plano" de todo el organismo. Ningun músculo, glándula u órgano (interno o externo) está desprovisto de un haz de nervios, cuyos extremos opuestos no se encuentren con terminaciones en el pie.

Al masajear el pie producimos un estímulo que afecta a todo el organismo. La correspondencia entre el pie y el resto del cuerpo es un asunto tan serio que se ha elaborado todo un sistema de diagnosis y curación a través del masaje del pie.

A principios de este siglo, el prestigioso médico americano Dr. W. Fitzgerald (1872-1942) descubrió que el cuerpo humano se podía dividir en diez zonas verticales que recorrían todo el cuerpo y que empezaban en los dedos de los pies y de las manos y terminaban en la cabeza. Este hecho ayudó a localizar las zonas reflejas en los pies, ya que cada órgano o estructura anatómica se refleja en el pie cuando hay un mal funcionamiento o alteración en algún punto de la zona vertical que lo atraviesa. Así resulta que los órganos que son centrales, como por ejemplo, la columna vertebral, se reflejan en el borde interno de ambos pies, mientras que órganos muy laterales como las articulaciones de los hombros se localizan en los bordes externos de los pies, en este caso concretamente en la base de los dedos meñiques.

Los órganos que mejor se reflejan en los pies son los que presentan una mayor inervación sensitiva, como la piel, el aparato urogenital, el tubo digestivo, las vías biliares, la columna, etc.; o aquellos que cuando se inflaman son muy dolorosos como ocurre con los dientes, las articulaciones, los oídos, etc. Órganos macizos y con poca inervación como el hígado, los ganglios linfáticos, etc., se reflejan con mayor dificultad.

Las zonas reflejas sólo se manifiestan cuando hay alguna alteración en algún órgano del cuerpo, sea del tipo que sea;

inflamaciones (agudas o crónicas), traumatismos (golpes, heridas), atrofias, fenómenos irritativos, degeneraciones, etc.

A veces las zonas de proyección refleja se agrandan tanto que prácticamente duele todo el pie. Sólo al cabo de algunas cuidadosas sesiones desaparecerá el dolor generalizado y se manifestarán exclusivamente los puntos reflejos correspondientes a los órganos verdaderamente afectados.

Sin embargo, la posibilidad de tratamiento reflejo a distancia no es exclusiva de los pies. Existe tambien en otros órganos situados en partes prominentes o terminales del cuerpo, por ejemplo en la oreja (auriculoterapia), fosas nasales (reflejoterapia endonasal).

En los mapas de reflexología se puede ver cómo encajan en los pies las diversas partes del cuerpo. Como un espejo, los pies derecho e izquierdo son los lados derecho e izquierdo del cuerpo. Los dedos de los pies reflejan la cabeza, el cerebro, los ojos, la nariz, la boca y los senos frontales. Las plantas reflejan los órganos internos; la estructura ósea del pie, el armazón del cuerpo. El talón, la zona pélvica, incluídos los órganos de reproducción y eliminación. La columna vertebral está reflejada en el borde huesudo de la cara interna de ambos pies, desde la primera articulación del pulgar hasta el hueso del talón. Las esquinas superiores de las uñas de los dedos gordos reflejan la glándula pineal y las esquinas inferiores la glándula pituitaria. Una línea que cruza la parte superior del pie, por debajo de la parte interna del tobillo, indica la zona refleja de la cintura pélvica.

Se ha comprobado que la reflexología tiene efectos notables sobre las enfermedades que varían desde la artritis, la jaqueca, el estreñimiento, las úlceras y las infecciones del riñón hasta las anginas y la bronquitis. En algunos lugares del mundo, el masaje de los pies es un tratamiento médico perfectamente acreditado, y con frecuencia se utiliza como un preciso método de diagnóstico detectando trastornos en el cuerpo mucho antes que se manifiesten físicamente. En Indonesia, por ejemplo, es una práctica tradicional para la familia masajearse los pies regularmente unos a otros, para prevenir enfermedades y corregir desequilibrios antes de que se vuelvan serios padecimientos.

Cualesquiera que sean las razones, con la terapia de zonas o reflexología se han obtenido excelentes resultados.

Reflexología

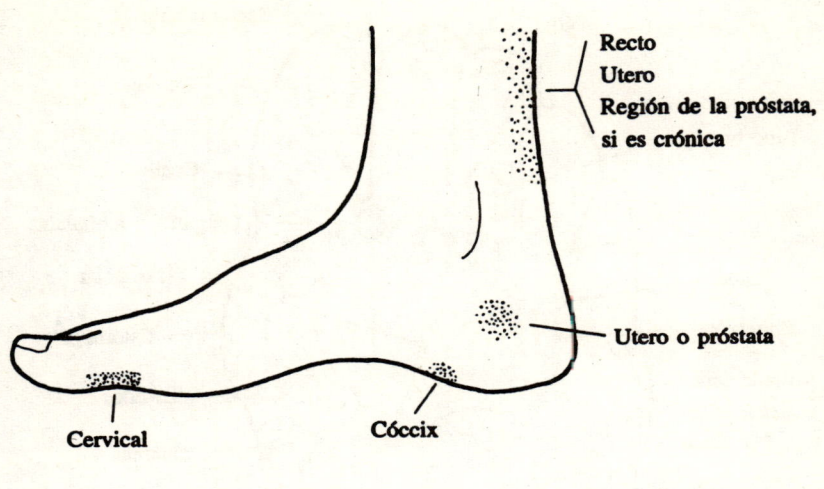

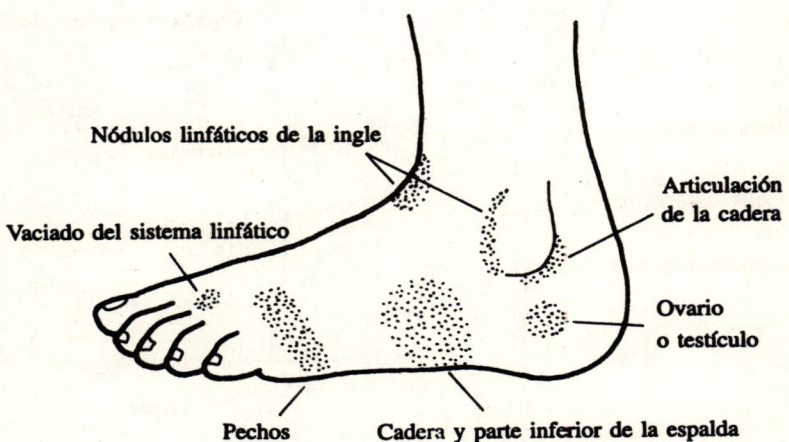

CONEXIONES EN LA PARTE SUPERIOR DE AMBOS PIES

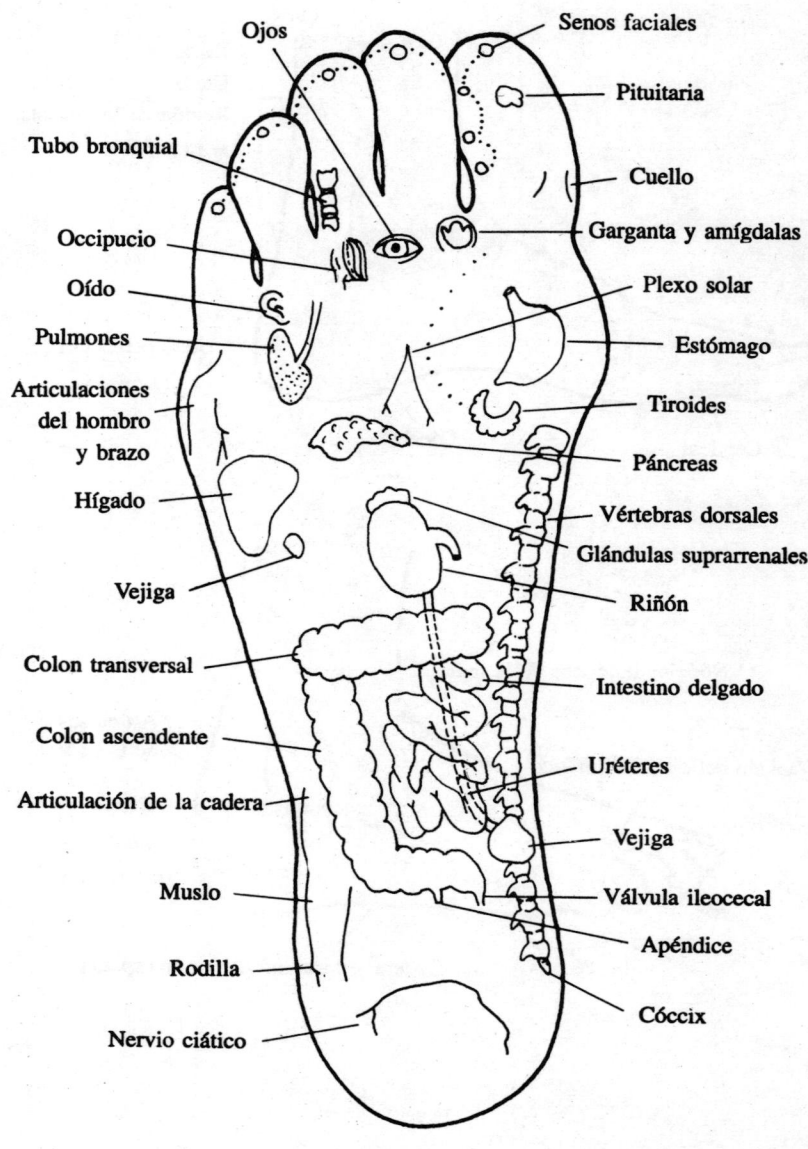

PIE DERECHO

Reflexología

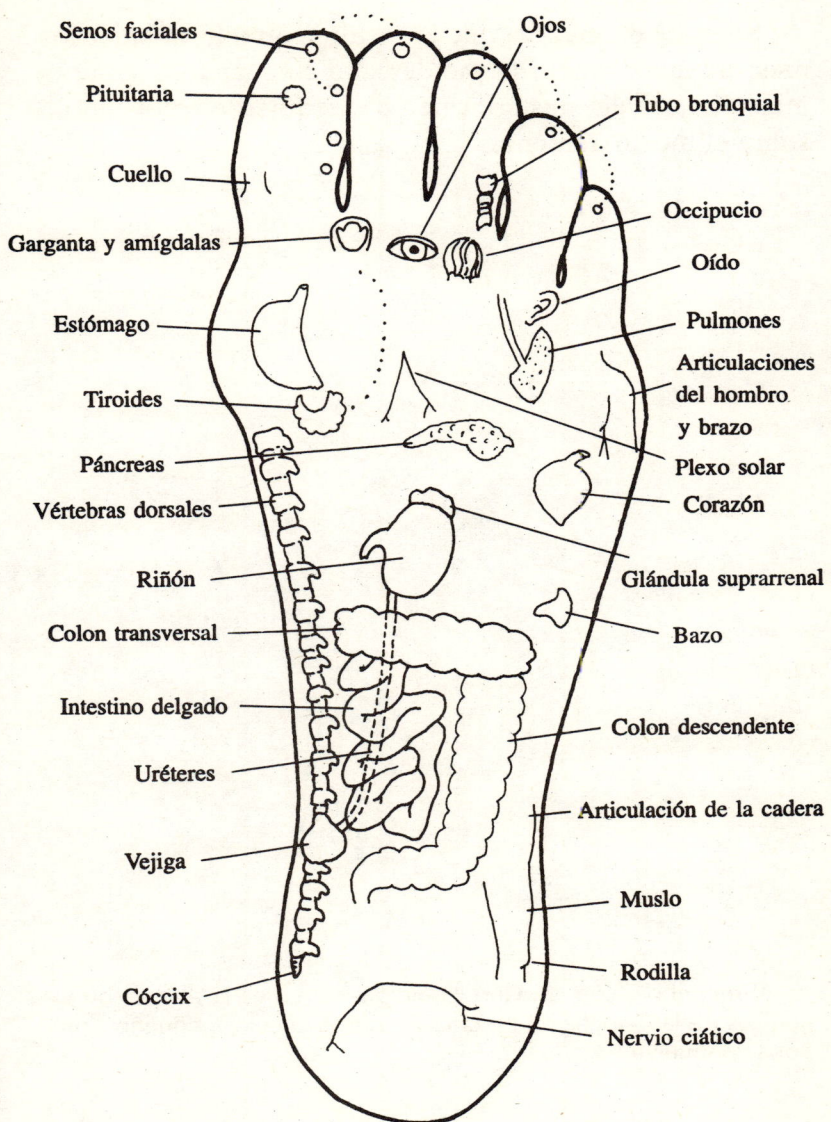

PIE IZQUIERDO

Siéntate de manera que te resulte cómodo trabajar los pies; trabaja primero tu pie derecho colocándolo sobre el muslo izquierdo, posteriormente el izquierdo colocándolo sobre el muslo derecho.

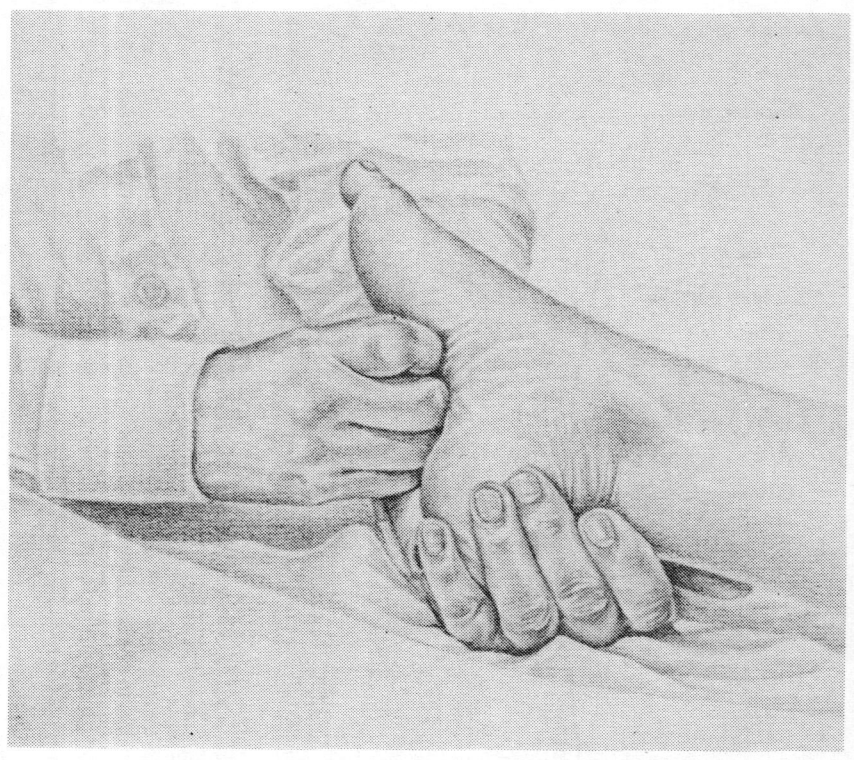

1.- Afirma el pie con la mano izquierda y masajea la planta con los nudillos de la derecha empuñada. Describe círculos pequeños, presiona con fuerza.

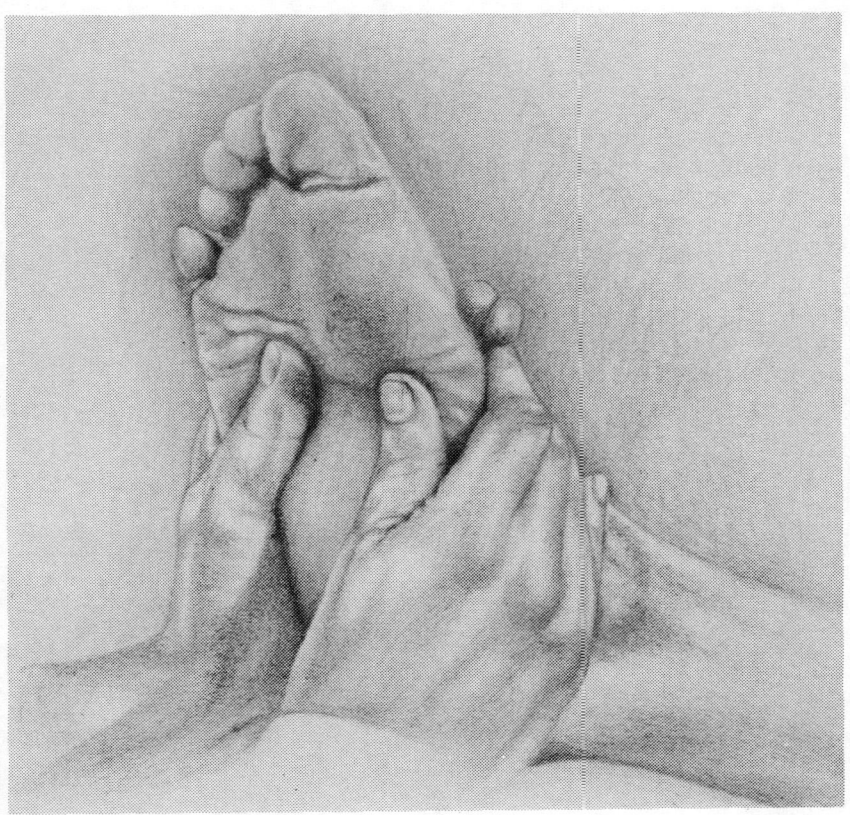

2.- Masajea la planta con la yema de los pulgares, describiendo pequeños círculos. Cubre toda la planta. Hazlo de forma lenta y minuciosa. Recuerda que hay miles de nervios que conectan el pie con el resto del organismo.

3.- Trabaja la parte superior del pie usando los pulgares en la misma forma; procede con vigor y minuciosidad. No dejes ninguna zona sin masajear. Al llegar a la mitad inferior del pie, te resultará más facil usar las puntas de los dedos, sigue el contorno del hueso del tobillo.

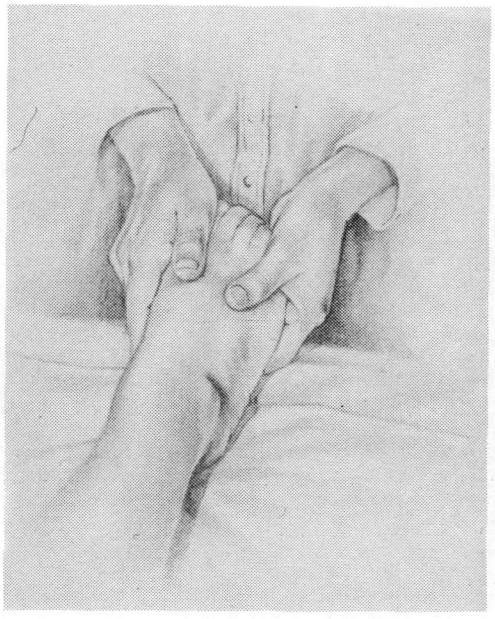

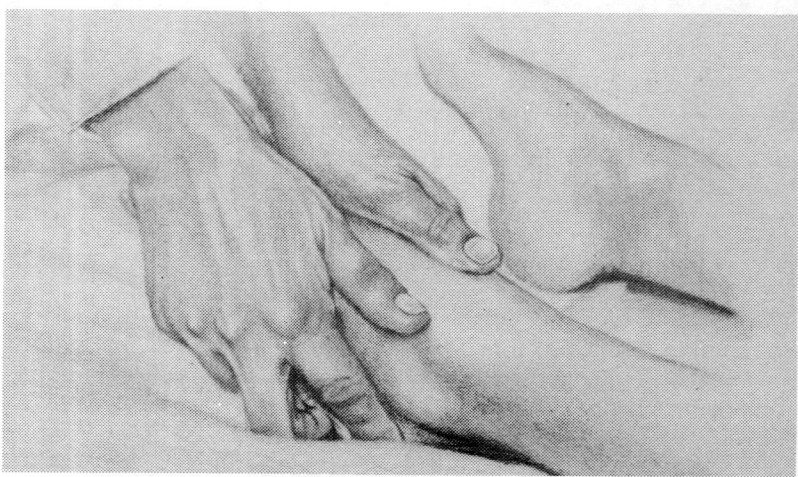

4.- Aprieta el pie con las dos manos, con las palmas sobre la parte superior y los extremos de los dedos ejerciendo presión sobre el centro de la planta.

Reflexología

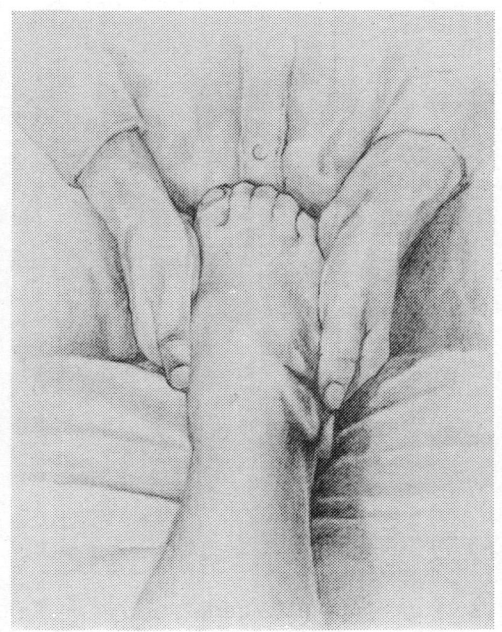

5.- Presiona con fuerza hacia abajo con las palmas y hacia arriba con las puntas de los dedos. Al mismo tiempo que las palmas se deslicen muy lentamente desde el centro del pie hacia los costados. Detente justo en el borde.

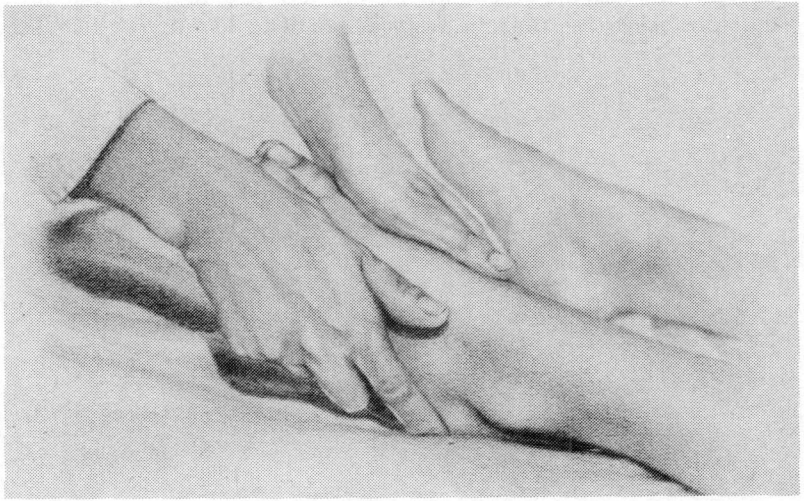

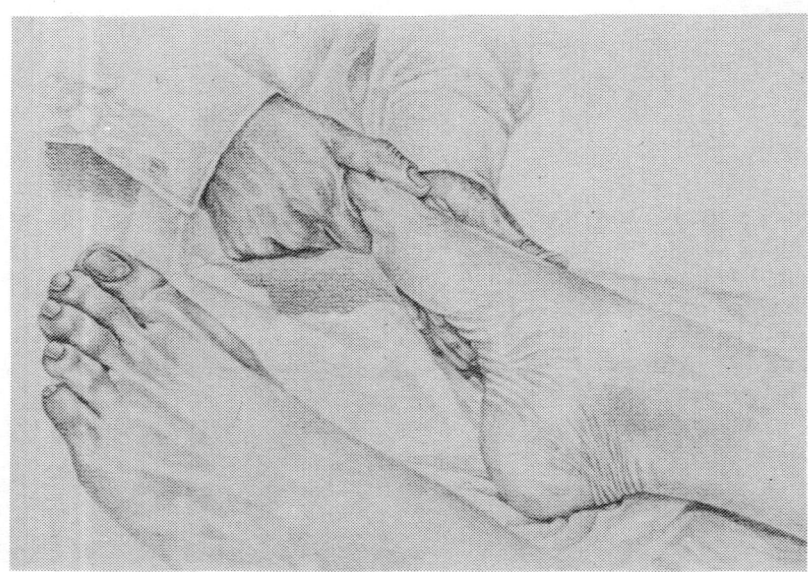

6.- Toma la base del dedo gordo entre el pulgar y el índice. Luego tira suavemente hacia afuera con un movimiento de tirabuzón hasta que sus dedos pierdan el contacto. Trabaja cada dedo de la misma manera.

Automasaje

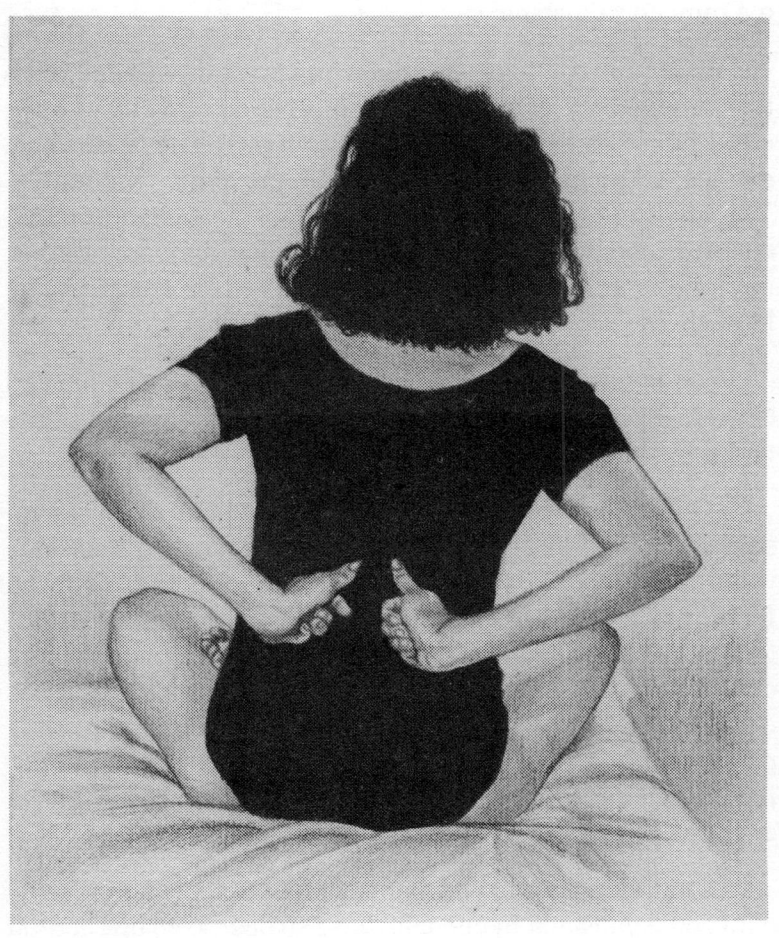

El automasaje es un arte y una técnica terapéutica, consiste en reordenar la energía vital del cuerpo, armonizando su fluir por el interior y exterior del organismo. El método se basa en una serie de ejercicios, masajes, respiraciones, percusiones, martilleos y fricciones, ya sea directamente sobre el cuerpo, o a muy corta distancia.

El automasaje tiene su origen en la cultura oriental. Históricamente, ya existía como disciplina en el siglo VI a.C., en su doble vertiente: médica y religiosa. Desde la vertiente médica, como método de diagnóstico, preventivo y curativo. Y desde la religiosa, como método de purificación del cuerpo en un camino de elevación espiritual. En los tiempos antiguos, medicina y religión iban unidos. Y en esa época, el arte de la medicina era considerado como un don sagrado.

Con la introducción del yoga y del budismo en China en el siglo I d.C., se perdió la práctica del automasaje como terapia y quedó sólo conservado en su aspecto religioso.

¿Qué es la tensión? Según el sentido que le demos; aquí se trata de una rigidez o de una contracción de los músculos y del tejido conectivo más allá del tono requerido para un funcionamiento normal. Su origen es en gran parte psicológico, y se da a menudo con caracteres crónicos, lo que quiere decir que no nos abandona nunca, ni siquiera cuando estamos dormidos. En este sentido nos provoca una continua pérdida de vitalidad con frecuencia subconsciente. Cuando nos relajamos experimentamos normalmente una oleada de nueva energía.

El individuo que experimenta temporalmente temor, pena o ira con demasiada frecuencia, lleva su cuerpo en una actitud que el mundo reconoce como manifestación externa de esa emoción particular. Si persiste en esa dramatización o si la restablece firmemente, formando así lo que se llama un patrón de costumbre, se fija la disposición muscular. Hablando con propiedad; algunos músculos se acortan y se espesan, otros se dejan invadir por tejido conjuntivo mientras otros se inmovilizan al consolidarse el tejido implicado. Una vez que eso se ha producido, la actitud física se vuelve invariable; es involuntaria, no puede ya ser modificada (básicamente) ni cambiando de ideas ni por sugestión mental. Esa fijación de una respuesta física establece también un patrón emocional. Puesto que no es posible establecer un flujo libre a través de la carne física, el tono emocional subjetivo se va limitando progresivamente y tiende a permanecer dentro de un área restringida, estrechamente delimitada. Ahora lo que el individuo siente ha dejado de ser una emoción o una respuesta a una situación inmediata; de ahí en adelante el individuo vive, se mueve y tiene su ser dentro de una actitud.

Ser el propio masajista es como ser el propio amante. Se presentan varios problemas, y es que habrá ciertas zonas del cuerpo que no podrás alcanzar y otras en las que no conseguirás la fluidez adecuada ni la misma facilidad para ejercer presión. El automasaje se puede usar para ayudarte a reanimar tu cuerpo, a relajarlo, puedes usarlo como una valiosa herramienta de exploración e información sobre los efectos del masaje. Mientras más sepas sobre tu propio cuerpo, más sabrás sobre el de los demás.

Las mejores técnicas para el automasaje son los amasamientos, estrujamientos, la presión firme con las puntas de los dedos y los palmoteos.

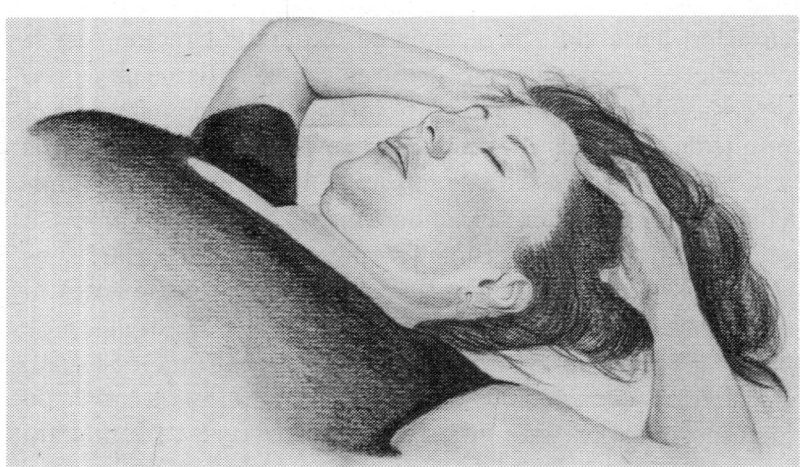

1.- Cara y cuero cabelludo: acostado boca arriba se aplica masaje primero en el rostro y más o menos la secuencia que se dio en el masaje de cara que se aplica a otra persona. Para el cuero cabelludo se aplica una prolongada y vigorosa fricción.

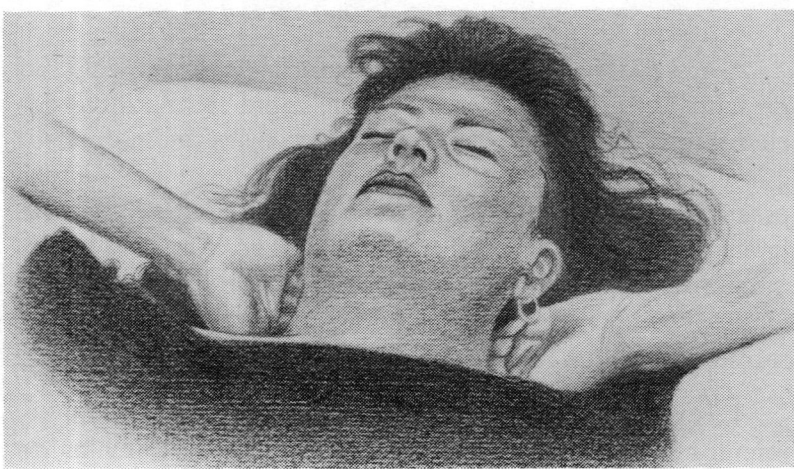

2.- Cuello y parte superior de la espalda: recuéstate de espaldas; presiona con fuerza a ambos lados de la espina dorsal, mueve las puntas de los dedos sobre el lugar de las vertebras. Masajea debajo de la nuca tratando de llegar lo más lejos posible, probablemente a la altura del borde superior del omóplato.

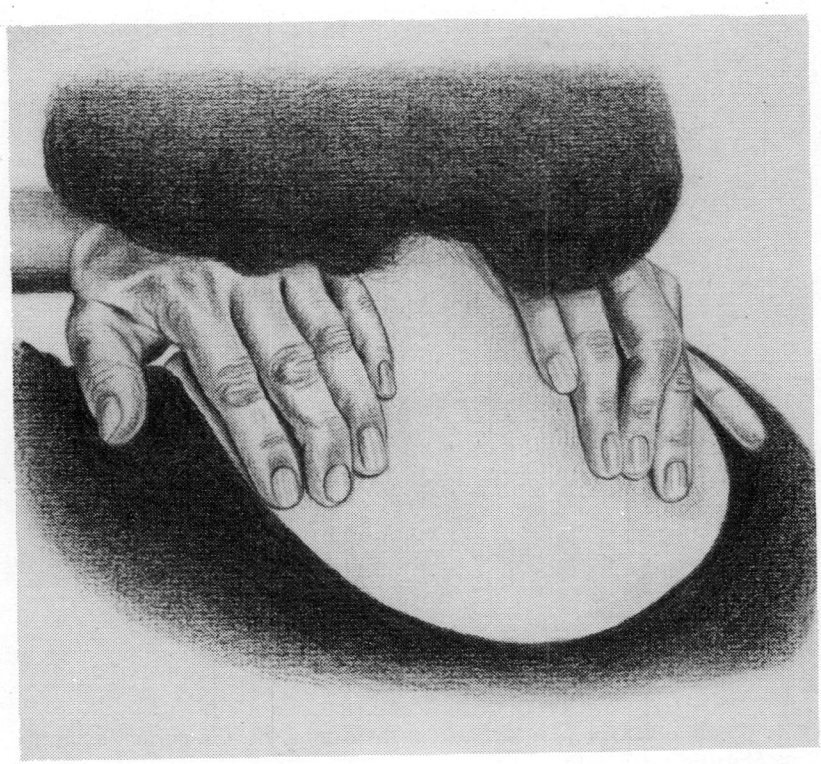

3.- Cuello y parte superior de la espalda: siéntate y deja caer la cabeza hacia adelante, en seguida presiona con fuerza con la punta de los dedos, haz pequeños movimientos circulares bajo el comienzo de la base del cráneo. En seguida levanta la cabeza y relaja totalmente el hombro y brazo de un lado. Con los extremos de los dedos presiona fuertemente junto al borde superior del omóplato; desplaza los dedos lentamente mientras presionas.

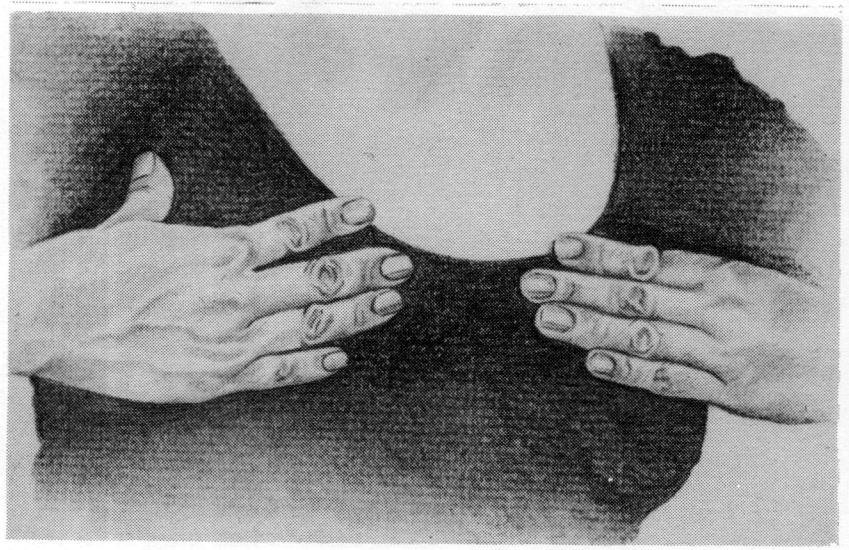

4.- Pecho: amasa y presiona con las puntas de los dedos, estando sentado o recostado.

Automasaje

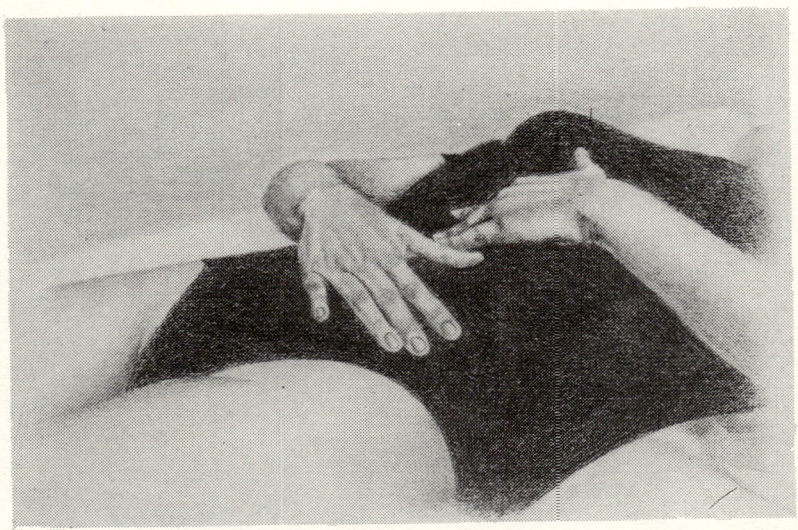

5.- Abdomen: frota con movimiento circular usando una mano. Luego presiona y amasa suavemente con las puntas de los dedos.

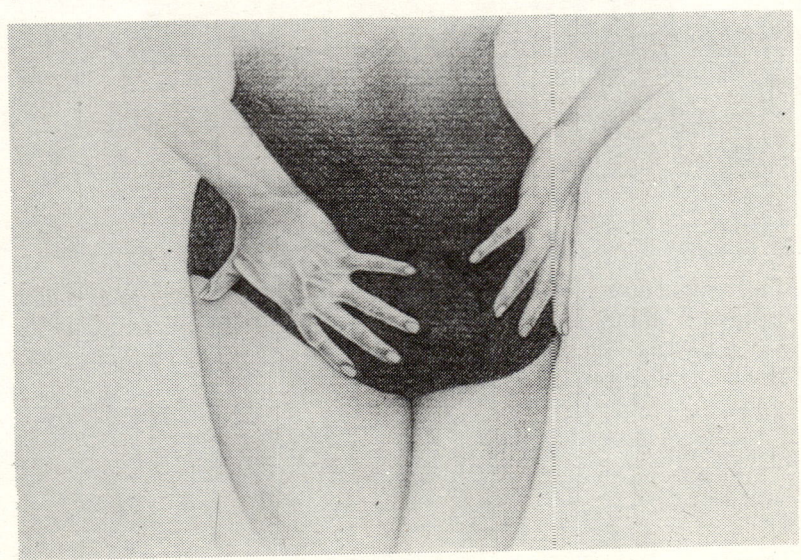

6.- Glúteos: amasa de pie, o recostado sobre el estómago.

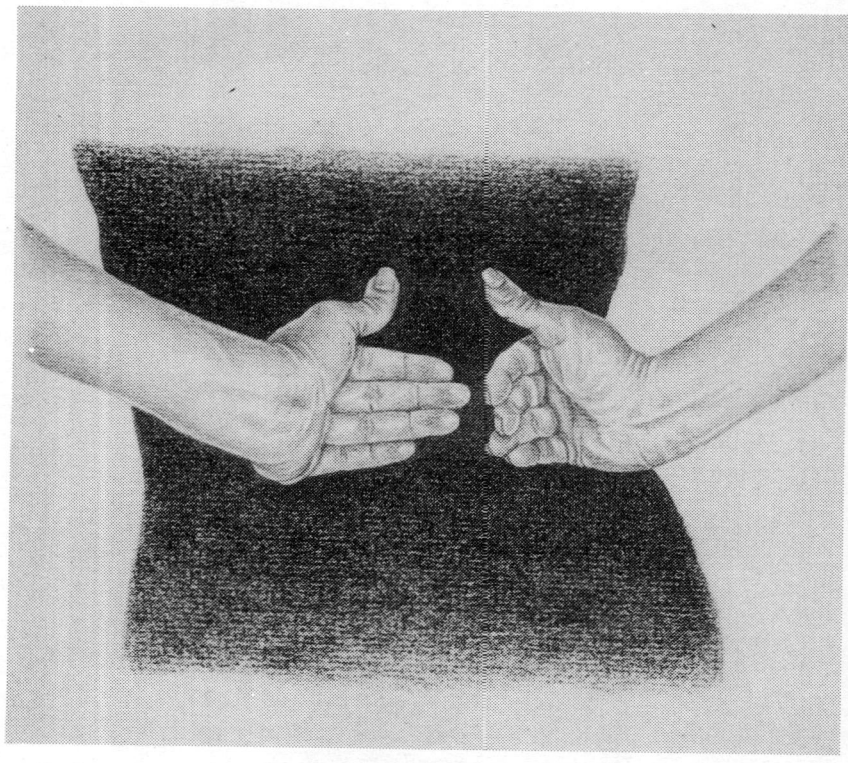

7.- Parte central e inferior de la espalda: esto es un poco más difícil. Aprieta la punta de los dedos pulgares con toda tu fuerza contra los lados de la columna y toca y presiona vertebra por vertebra hasta donde te alcancen los brazos.

Automasaje

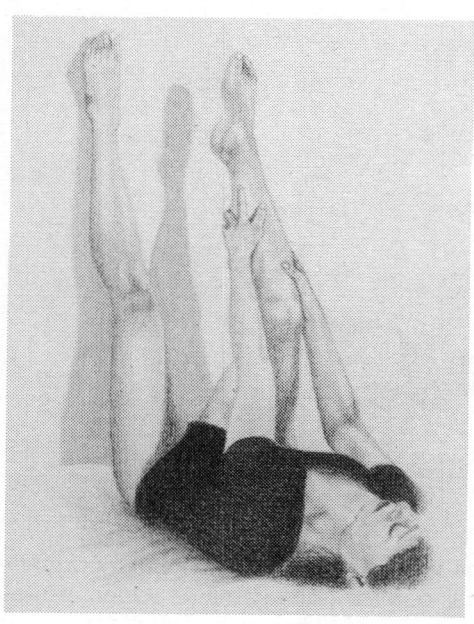

8.- Piernas: recuéstate de espaldas con las piernas apoyadas contra la pared o contra un mueble. Baja un pie de manera que quede a tu alcance. Trabajando el pie, hacia abajo, amásalo y comprímelo, incluyendo también toda la pierna. Repítelo todas las veces que quieras pero siempre hacia abajo (esto ayuda a vaciar las venas hacia el corazón).

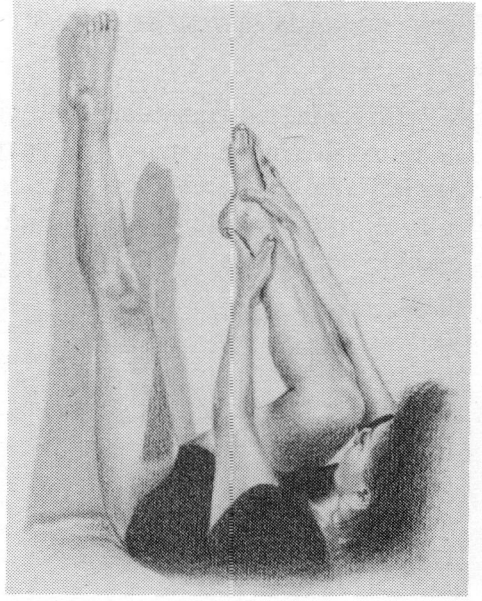

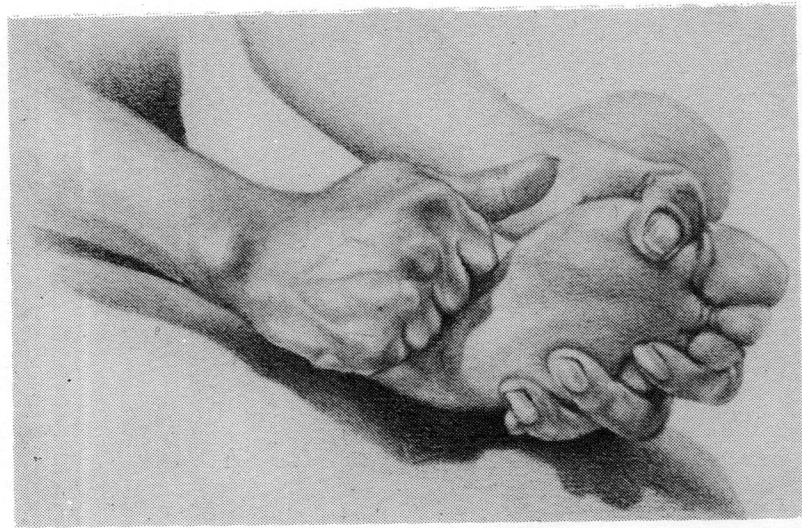

9.- Pies: siéntate en una silla y apoya un pie sobre el muslo opuesto. En esta posición puedes trabajar cómodamente y ejercer bastante presión sobre toda la planta. Luego utilizando todos los dedos, masajea el resto del pie sin olvidar los dedos.

El verdadero equivalente individual del masaje no es el automasaje sino la hatha-yoga, ya que esta técnica milenaria de la India, de ejercicios y posturas, tiene efectos positivos que te permitirán tener una figura agradable, una radiante salud y te sentirás muy relajada.

Hatha-Yoga

La Hatha-yoga conduce al ser humano al estado natural de tranquilidad, que es el equilibrio. De esta manera, los ejercicios yógicos tienen valor preventivo y curativo. Las prácticas de la Hatha-Yoga ayudan a regular y a equilibrar las neuro-hormonas, el metabolismo y el sistema endócrino, que da fortaleza y contrarresta la tensión. La Hatha-Yoga es muy efectiva para el tratamiento de estrés y los desórdenes relacionados con la hipertensión, la diabetes, el asma y la obesidad.

Cuando un practicante de Yoga hace ciertas posturas y sigue ciertas disciplinas, abre y mueve energías que se han acumulado y estancado en los centros de energía, y que al estar estancados, crean enfermedades.

A fin de que la práctica del Hatha-Yoga sea ejecutada en forma correcta y otorgue beneficios, es necesario que nosotros, practicantes occidentales, establezcamos sus fundamentos básicos; al mismo tiempo, debemos tener presente cuáles son las diferencias de conceptos con respecto al dominio corporal entre Oriente y Occidente.

Desde tiempos antiguos hasta el presente, Occidente ha creído que la preparación del cuerpo conduce a una vida física y mental saludable. Así, la disciplina del deporte en general ha sido, y es, emblema de un camino que facilita la manifestación del espíritu. Esparta afirmó tanto este principio que, hombres y mujeres debían trabajar su cuerpo disciplinadamente en función del Estado.

El principio objetivo de la gimnasia Occidental es el fortalecimiento de los músculos, pues los occidentales encontramos las más altas virtudes en la actividad corporal. Es natural que sea así, ya que la actividad constante invade la vida de los habitantes de los grandes centros urbanos. Por ello, la gimnasia Occidental hace uso enérgico de los miembros, repitiendo esos movimientos muchas veces, gastando así mayor energía para construir los músculos y obtener una mayor fuerza.

Es fácil imaginar lo que sucede cuando un principiante intenta introducirse en la práctica de la Hatha-Yoga. En primer lugar no comprenderá el fin de la inmovilidad en ciertas posiciones.

Por lo tanto, uno de los objetivos de la Hatha-Yoga es aumentar el poder de resistencia. La potencia que se encuentra oculta, es de muchísimo más valor que el desarrollo muscular.

Queda aclarada entonces la diferencia de objetivos básicos de una y otra gimnasia; fortaleza muscular-aumento de resistencia.

El segundo principio diferenciador es que por medio de las asanas o posturas, se intenta armonizar la energía corporal con la energía mental. Hay una acción mecánica de la postura en sí que, por sí misma (mediante presiones, activación de la circulación sanguínea, etc.), modifica las condiciones orgánicas; al mismo tiempo, debe estar presente, durante la postura, en primera instancia la orden de soltar músculos, y luego que la corriente de energía fluya hacia determinado órgano, etc.

Mas, la primera condición que se impone para que cuerpo y mente trabajen al unísono, es la inmovilidad durante la postura. En consecuencia, el tiempo que se pueda permanecer en la asana cómodamente y sin forzarle es de suma importancia.

Ciertas contorsiones de algunas asanas, que llaman tanto la atención, permiten que su efecto llegue a centros nerviosos que de otra manera sería imposible. Así, a través de los nervios se influye sobre los órganos corporales. Las posturas de "elevación sobre los hombros" y del "arado" actúan sobre el plexo carotideo a la vez que originan mayor afluencia sobre la tiroides, presionando la misma para efectuar en ella una especie de masaje interno; la mayor afluencia de sangre al cerebro lo fortalece; todos los efectos van acompañados de aplacamiento de los nervios y eliminación de ciertas debilidades.

Pero el practicante que recién comienza intenta instintivamente, al comprobar que determinada asana le cuesta trabajo lograrla mediante el movimiento forzado al estilo de la gimnasia Occidental.

¿Qué decirle a este principiante para que entienda que el progreso vendrá sin este tipo de esfuerzo?

Ante todo, deberá comprender qué papel juegan diariamente las tensiones musculares, que endurecen las articulaciones y de qué manera el movimiento ejecutado con músculos extremadamente tensos cerrará aún más sus articulaciones.

Las posturas mantienen al cuerpo fijo en un estado de reposo equilibrado que fluye desde la respiración, acomodándose naturalmente en forma automática a la postura; mientras que nuestra gimnasia Occidental agita al cuerpo violentamente.

El reposo es el principio a un nuevo enfoque vital. El "arte del reposo" es una de las grandes enseñanzas que nos llega de Oriente, especialmente de la India. El modo oriental de sentarse en el suelo, proporciona verdadero reposo.

Copiar y estudiar la manera en que se "echan" los animales, especialmente los felinos, nos puede enseñar mucho acerca de esto.

Occidente hace años sabe que su tipo de civilización lo está llevando a una vida antinatural, produciendo lo que actualmente se denomina "estrés". La tensión muscular origina una cantidad enorme de enfermedades: emocionales, nerviosas, etc.

La práctica de Yoga y el arte de la relajación llegó a través de la India, causando un verdadero "boom" hace aproximadamente 30 años. Pero muchos años antes, artistas, sobre todo actores y bailarines, buscaron esas técnicas exóticas de relajación al comprobar que el medio que usaban para su manifestación artística, el cuerpo, sufría un desgaste prematuro y que sus miembros no respondían a su lucidez creativa al enfrentar al público y vivir estados emocionales tensos.

Así nacieron técnicas corporales en Occidente inspiradas en aquellos principios orientales; por ejemplo, la escuela de Marta Graham en Estados Unidos (en danza). En la obra de Wilhelm Reich ocupa un lugar preponderante la existencia de lo que el llamaba "corazas musculares". En la Argentina el método de la Profa. Fedora Aberastury se ocupa especialmente de tratar estas "corazas musculares".

Ahora bien, ¿se puede vivir relajado?, ¿es posible efectuar la acción estando relajados?

Nuestro aparato muscular adopta el sistema de "capas musculares" que se asemeja a las sucesivas capas de una cebolla. Los músculos de la capa más superficial efectúan mayor trabajo, mientras que los más profundos y conectados más directamente con tejidos y nervios, no hacen el trabajo que les corresponde. Unos están sobrecargados, y otros atrofiados por falta de acción adecuada. Relajar no es sólo dejar el cuerpo como muerto, sino aprender a crear una interrelación de energía armónica entre los músculos. Por lo tanto, para efectuar la acción deberá existir un "tono muscular" justo.

En los descansos entre las posturas, se puede experimentar esto al comprobar mediante una auto observación cómo el cuerpo está pesado, pero no laxo. Por el contrario, se perciben corrientes de vida que nos hacen sentir un vigorizante bienestar.

Un aporte interesante al problema tensión-relajación es el dado por Wilfred Barlow en su obra "The Alexander principle; how to use your body". Él parte de la pregunta ¿qué pasa cuando los músculos se alargan? ¿Es simplemente que los impulsos nerviosos que los hicieron contraerse dejan de actuar? Desgraciadamente, afirma, no es tan simple. Según él, "los músculos pueden contraerse o alargarse". El músculo se contrae debido a un acortamiento molecular y la contracción es producida por impulsos nerviosos, sincronizados en estaciones de relevo en el cerebro y la médula espinal. Nosotros tenemos dos sistemas por los cuales nuestros músculos son controlados por nervios motores (es decir, nervios que van al músculo desde el cerebro). El primer sistema, que hasta hace poco se creía el único, trabaja haciendo que las fibras musculares se contraigan y acorten; el 55% de los nervios motores se ocupan de esa tarea. El segundo sistema que usa el 45% restante, trabaja de una manera distinta.

Los nervios de este sistema no van directamente al músculo en sí, o sea el bíceps que uno puede tocar con la mano, sino que van a una compleja estructura llamada huso muscular, que se encuentra en el vientre del músculo anatómico. Tienen aproximadamente 8 mm de largo. Se ocupa más del alargamiento del músculo que de su contracción.

El huso muscular tiene su propio juego de músculos internos, además de nervios motores que van hacia él desde el cerebro y médula espinal y poseen nervios sensoriales que vuelven de él hacia el cerebro y la médula. El huso es un regulador muscular mucho más sensitivo que el mismo músculo.

No sólo amortigua oscilaciones excesivas durante la actividad misma, sino también induce al alargamiento del músculo contraído, luego de la actividad.

Todo el mecanismo es extremadamente complejo, pero desde el punto de vista de una persona que está tratando de aprender un uso equilibrado de su cuerpo surgen dos puntos de vista esenciales; 1) La excesiva contracción y acortamiento del músculo anatómico puede traer como resultado el silencio del huso muscular. Es decir, que éste deja de mandar información al cerebro sobre la intensidad de la contracción muscular. Un huso deja de descargar cuando el músculo está excesivamente acortado; 2) El alargamiento del músculo anatómico se produce no sólo suspendiendo la actividad que hizo al músculo contraerse originalmente, sino aprendiendo voluntariamente a alargar los músculos hasta que éstos obtienen una mejor longitud de descanso.

Debe mencionarse que los husos están conectados no sólo con la corteza cerebral (a través de la cual controlamos nuestras acciones), sino también con la formación reticular (la red nerviosa en nuestro cerebro que es la que posibilita nuestra percepción consciente del mundo que nos rodea).

De acuerdo a esto, podemos aprender conscientemente a alargar músculos tensos no sólo suspendiendo la acción que los hizo contraerse, sino por un definitivo acto de voluntad, por el cual podremos soltar y volver a alargar el músculo contraído.

Estos aportes de investigadores occidentales son útiles para la mejor comprensión y alivio de los problemas de tensión puesto que surgen de la propia necesidad de nuestra civilización.

La Hatha-Yoga ayuda a aprender a relajarse, y a la vez, toda práctica de relajación consciente influye favorablemente en la práctica de la Hatha-Yoga.

Esta disciplina es la más elemental de la práctica Yoga pero cierto es que sin una buena postura no puede haber una buena meditación.

"El cuerpo es al espíritu, como el espíritu es al cuerpo".

Meditación

La meditación trae conciencia, armonía y orden natural a la vida humana. Despierta la inteligencia para hacer la vida feliz, práctica y creativa.

La meditación es una experiencia que no puede ser descrita, igual que no pueden ser descritos los colores a un ciego.

Por medio de la práctica de la meditación podemos aprender a saborear la vida en su grado sumo. Aprenderemos que nunca estamos solos, que siempre tenemos cerca la ayuda. Comenzaremos intuitivamente a saber si las decisiones que tomamos son acertadas o no. Podremos ver cómo las enfermedades desaparecen de nuestro lado. Aprenderemos a alargar a los demás nuestra mano caritativa, a aceptar la ayuda de los demás.

Así pues, puede verse que la meditación es también un proceso de limpieza, un verdadero rejuvenecimiento del cuerpo mental, físico y espiritual.

En la meditación las fuerzas creativas suben gradualmente de glándula en glándula. La meditación va de la mano con el propio desarrollo, no sólo en el campo mental, sino también en el del cuerpo físico; es además el instrumento del desarrollo desprovisto de todo egoísmo, el medio de aprender a dejarse utilizar como un canal de amor y ayuda para los demás.

Todas las experiencias ordinarias estan limitadas por el tiempo, el espacio y la ley de causa y efecto. La comprensión y conciencia normales no son capaces de trascender estos límites. Una experiencia finita no puede ser trascendental, porque está medida en términos de pasado, presente y futuro. Estos conceptos de tiempo son ilusorios, por cuanto no tienen permanencia. El presente, inmesurablemente pequeño y fugaz, no puede ser aprehendido. El pasado y el futuro no existen en el presente, y por lo tanto son irreales. Vivimos en una ilusión.

El estado meditativo trasciende todas estas limitaciones. En él no existe el pasado, ni el futuro, sino únicamente la conciencia del "YO SOY" en el Ahora Eterno. El estado análogo más próximo es el sueño profundo, en el que no hay tiempo, espacio ni causalidad. La meditación, sin embargo, es muy distinta al sueño profundo (que no es más que una experiencia de vacío), ya que no se trata de un estado intenso de pura conciencia que produce cambios profundos en la psiquis. Por las mismas razones, y porque opera en el plano superconsciente en lugar del subconsciente, tampoco ha de confundirse con el trance hipnótico.

Uno de los aspectos de la meditación es la fuente del descanso.

El sueño profundo auténtico se produce rara vez. Durante los sueños, la mente continúa activa, aunque trabajando sutilmente, y por lo tanto, aportando poco descanso. El descanso, en cambio, está asegurado en la meditación, cuando la mente está plenamente concentrada y próxima al Atman o Ser. Es un descanso duradero, espiritual y lleno de dicha que ha de ser experimentado para entenderse. Una vez que se logra este estado durante la meditación, el tiempo dedicado al sueño puede reducirse hasta tres o cuatro horas.

En el nivel puramente físico, la meditación ayuda a prolongar los procesos anabólicos del cuerpo, de crecimiento y reparación de los tejidos, reduciendo los procesos catabólicos de destrucción. Comúnmente, los procesos anabólicos predominan hasta los 18 años de edad. Entre los dieciocho y los treinta y cinco se establece un equilibrio con los procesos catabólicos y, a partir de esta edad, éstos adquieren mayor preponderancia y comienza la decadencia física del individuo. La meditación reduce significativamente este declive debido a la innata receptividad de las células del cuerpo a sus vibraciones benignas.

Hasta tiempos muy recientes, los científicos no han sido conscientes de la relación entre la mente y las células. Hace algunos años reaccionaron con extremado escepticismo a demostraciones yóguicas de control mental sobre funciones supuestamente involuntarias, tales como el movimiento del corazón, la respiración y la circulación. Creían que el sistema nervioso autónomo era independiente de cualquier proceso mental. Las técnicas de biofeedback, sin embargo, prueban ahora concluyentemente que la mayoría de las funciones del cuerpo pueden ser controladas por medio de la concentración.

La investigación científica moderna resalta el hecho de que la mente puede controlar la actividad de una sola célula, así como de grupos de células. Cada una de las células del cuerpo está gobernada por la mente subconsciente, instintiva. Cada una de ellas está dotada de conciencia individual y colectiva. Cuando los pensamientos y los deseos penetran en el cuerpo, las células se activan y el cuerpo siempre obedece las demandas del grupo.

La meditación es un tónico poderoso, durante ella se produce en general, una gran aceleración de energía hacia las células individuales. Del mismo modo que los pensamientos negativos pueden polucionarlas, los pensamientos positivos las rejuvenecen y retardan su declive. Al penetrar en todas las células, las vibraciones pueden prevenir y curar enfermedades. La meditación es también un poderoso tónico mental y nervioso. Las suaves ondas que produce ejercen un efecto favorable en la mente y los nervios, dando lugar a un estado mental positivo y prolongado. De este modo el mundo interior comienza a ordenarse desde la mente y produce salud física, agudeza mental y tranquilidad.

Todo individuo posee capacidades y potencialidades inherentes, y por sus reencarnaciones pasadas, llega a esta vida con un almacén de poder y conocimiento. Durante la Meditación emergen estas facultades insospechadas. También se forman nuevos caminos en el cerebro y en el sistema nervioso a medida que se forman nuevas corrientes, canales, vibraciones y células. Como añadidura a las nuevas sensaciones y sentimientos, se adquieren nuevos modos de pensamiento, una nueva perspectiva del universo y la visión de la unidad. Las tendencias negativas se desvanecen, y la mente se afirma. Se disfruta perfecta armonía, felicidad ininterrumpida y paz constante.

Con la meditación llega la liberación del temor a la muerte. La mayor parte de las personas piensan que la muerte es el fin de la existencia, pero de hecho, la muerte no significa más que la extinción del nombre y la forma presentes. Cuanto mayor es la identificación con el nombre y la forma, mayor es el temor. La práctica de la meditación induce el desapego del nombre y la forma. Se hace uno consciente de la naturaleza cambiante del cuerpo y de toda existencia fenomenal. Reconociendo la efemeridad de todo ello, uno se da cuenta de la imposibilidad de aferrarse a nada, incluyendo la propia identidad del ego. Cuando esta necesidad desaparece, cuando se desvanece el temor de perder lo que uno realmente jamás ha poseído, la inmortalidad está al alcance de la mano.

Quien medita regularmente desarrolla una personalidad magnética y dinámica. Aquellos que entran en contacto con el "yo" se ven influidos por su alegría, sus ojos brillantes, su cuerpo saludable y su energía inextinguible.

De la misma forma que un grano de sal se disuelve en un recipiente de agua y es distribuido por todo el volumen del líquido, el aura espiritual del meditador se infiltra en la mente de otros. Las personas obtienen de él alegría, paz y fortaleza. Se sienten inspiradas por sus palabras y sus mentes se elevan por el simple contacto con él.

Lograr el estado meditativo lleva tiempo, porque la mente es como un caballo salvaje que resiste todos los intentos de control.

Para asegurar el progreso son muy necesarios el orden, la disciplina, la perseverancia y ciertas técnicas específicas bajo la guía de un Maestro (Gurú). Un Maestro es una persona que tiene conocimientos sobre el tema, y por lo general, prepara bajo su dirección instructores para transmitir sus enseñanzas.

Son pocos los Gurús que existen en el mundo; son seres realizados que conocen el camino porque ya lo han transitado y trabajan desinteresadamente por el bienestar de la humanidad.

Al principio la mente recurrirá a evasivas, trucos y rebeliones haciendo el progreso muy lento y difícil. Es preciso por lo tanto comprender sus mecanismos.

La manera de contrarrestar los numerosos trucos de la mente consiste en entrenar el subconsciente, potencialmente nuestro siervo más fiel. Este poder maravilloso puede ser utilizado por cualquiera que se tome la molestia de hacer el esfuerzo. Puesto que no puede razonar, actúa bajo órdenes. La confianza y la seguridad son los factores más importantes en este proceso.

Las vibraciones

Toda fuerza es vibración, puesto que todo procede de una vibración central, y su actividad hacia adentro, hacia afuera y sus propias fuerzas creativas, tal como se dan, junto con la de lo divino manifestada en el hombre, es la misma vibración que toma forma. Aquí se puede señalar sobre lo que es la Energía Creadora relacionada con el hombre y su actividad, y acerca de las fuerzas que son vistas en el hombre y en torno al hombre. Es verdad que se dijo "hagamos al hombre a nuestra imagen"; a su propia imagen creó Dios al hombre o éste fue creado por Dios. Después, conteniendo todas las vibraciones que había fuera, se incluyeron en aquel ser total del hombre, que en sus vibraciones dio al hombre el alma, por encima de todo lo demás creado, ¿ves? Así vemos como la evolución de la fuerza en vibración llegó hasta el punto en que el hombre se hace uno con la Energía Creadora o la Divinidad, con capacidad de convertirse en lo que no es desde el principio al hacerse ausente de la voluntad del Creador o de la Energía Creadora ¿Cómo? En el sentido de que la capacidad de crear mentalmente y con la mano hace aquello que es la fuerza creada de esa mente, y con ella puede hacer fuerzas destructivas para sí. Por eso, el hombre se hace uno con la Energía Creadora, o se separa de esa Energía Creadora.

Por lo tanto vemos que a través de vibraciones es como el hombre empezó a existir. Por medio de las vibraciones producidas en la meditación, el hombre ha de hacerse o convertirse en lo que desee y en cualquier cosa que quiera. Durante la meditación se provocan y originan vibraciones de índole espiritual y el hombre puede regresar a la Energía Creadora.

Todo, cualquier cosa, lo mismo una silla, que el pétalo de una flor o el hombre mismo, es vibración. En todos los seres conocidos hay vibraciones de una u otra naturaleza. Y pueden utilizarse constructiva o destructivamente para bien del hombre o para otros fines.

He aquí un ejemplo: cada órgano activo del sistema sensorial refleja una vibración diferente para llevar al cerebro el funcionamiento de los órganos de que está dotado el cuerpo, a fin de expresar en lo físico la acción de ese órgano, como el sentido del gusto, el cual tiene como base toda la lengua y su raíz y está conectado con los órganos sensoriales y con el nervio neumogástrico así como el cerebro, necesita tres millones menos de veces que la vibración necesaria para producir la audición o la visión, siendo la del habla tres veces mayor que la del sentido de la vista o del oído; ésta es la mayor o más alta vibración que tenemos en todo el cuerpo.

Así pues, se nos dice que el habla representa la vibración más elevada de cuantas se producen en el cuerpo físico. Aquí podemos perfectamente apreciar el poder de la palabra hablada o de la oración. No es difícil entender de qué manera los pensamientos mismos que uno pudiera tener serían capaces de afectar a las vibraciones de un cuerpo. La atmósfera de que se rodea uno mismo, los contactos que establece en su vida diaria, todas las cosas a las que uno no dedicaría corrientemente un pensamiento pasajero siquiera, afectan a las vibraciones de su ser. Con el conocimiento de las vibraciones y de los efectos que pueden ejercer sobre el individuo, se aprecia con mayor claridad a qué se debe el que la limpieza del cuerpo y de la mente sea tan importante para la práctica de la meditación.

Sería prácticamente imposible que la persona pensara y obrara de una manera y tratara de convertirse en algo distinto. Las vibraciones internas se reflejan e irradian hacia afuera, no sólo hacia el interior del hombre. Por tanto, tal como piensa y habla, así es, y en eso se convierte.

43 años de labor mundial humanitaria del Dr. Swami Pranavananda Saraswati

BREVE PRESENTACION DEL DR. SWAMI PRANAVANANDA SARASWATI, ORIENTADOR Y BENEFACTOR DE LA HUMANIDAD.

Swami Pranavananda Saraswati, nació en una culta familia en Maharajpur, Distrito de Chhatarpur, Provincia de Madhya Pradesh, India, el 1 de febrero de 1930 y se educó en las instituciones educacionales de su país. Excelente estudiante de improvisada oratoria y dirigente de asociaciones estudiantiles, recibió numerosos premios y distinciones por su destacado desempeño. Luego de graduarse en Medicina y Cirugía, practicó su profesión en la India Central y prestó servicios en el Departamento de Salud Pública. Posteriormente, la reflexión sobre los problemas existenciales de la vida y su destino, lo atrajeron al campo filosófico, convirtiéndose más adelante en especialista en filosofía integral. En el transcurso de sus investigaciones descubrió los principios universales de la Filosofía Yoga para el bienestar y progreso del ser humano de todo el mundo. El célebre médico y filósofo ha consagrado los últimos 43 años de su vida totalmente al servicio de la humanidad y es Fundador y Director de un centenar de Instituciones y Proyectos en variados campos en diversos países. Comenzó su Labor Mundial Humanitaria el 7 de junio de 1954. Primero viajó por toda la India y luego, en 1955, inició su primera Gira Mundial, que abarcó 50 países.

CIENTO VEINTIOCHO PAÍSES VISITADOS, SUS ORGANIZACIONES Y 35,000 PROGRAMAS DIRIGIDOS

Para promover la cooperación internacional, el entendimiento mutuo y la confraternidad universal entre las naciones, comunidades y razas, y lograr la paz mundial, así como también para promover los ideales de reconciliación, síntesis y unidad en la diversidad, Swami Pranavananda realizó varias Giras Mundiales visitando 128 países, en estos 43 años, defendiendo los altos valores humanos, incluyendo los de Participación, Progreso, Plenitud y Paz, así como también los de Comunicación, Cooperación, Superación y Liberación. El distinguido humanista ha dirigido personalmente en estos 128 países, más de 35,000 programas para el público, en sus respectivas fechas. A través de los medios masivos de comunicación, como conferencias de prensa y programas de radio y televisión, sus pensamientos y enseñanzas llegaron a millones de seres humanos para lograr Salud, Felicidad, Sabiduría y Realización. En sus florecientes Instituciones en diversos países, millares de personas reciben anualmente enseñanzas para su bienestar físico, mental y espiritual. Sus Instituciones tienen Personalidad Júridica y están oficialmente inscritas como Organizaciones No Gubernamentales en las Naciones Unidas.

La síntesis de la biografía del Dr. Swami Pranavananda Saraswati, ha sido publicada en diferentes idiomas del mundo, a saber: español, inglés, francés, ruso, chino, árabe, hindú, griego, hebreo, italiano, alemán, holandés, portugués, japonés, coreano, polaco, rumano, húngaro, finlandés, sueco y sánscrito. Estos 21 idiomas son hablados por los habitantes de más de un centenar de países del mundo. Además, el número 21 simboliza el Siglo XXI, para el cual Swami Pranavananda ha proclamado Movimientos Históricos, para el logro de un mundo mejor. También se han filmado videocassetes sobre la biografía de Swami Pranavananda en estos idiomas, para ser difundidos en los respectivos países del mundo, a través de los medios masivos de comunicación moderna.

SU DESTACADA LABOR EN LA INDIA, LOS IMPORTANTES PREMIOS NACIONALES SWAMI PRANAVANANDA

El Dr. Swami Pranavananda Saraswati es miembro vitalicio de la Academia Nacional de Ciencias de la India y otras Academias y Organizaciones. Recientemente visitó 33 universidades en las cuales dictó conferencias y transmitió sus Mensajes sobre variados temas. Además, pronunció discursos en los congresos nacionales de los distinguidos filósofos, psicólogos, médicos y científicos del país.

En su país natal, India, Swami Pranavananda ha establecido 120 Instituciones y Programas en numerosos campos, para el bienestar humano, y la mayoría de ellos ha recibido su importante ayuda económica para realizar sus múltiples actividades. Anualmente, la Comisión Universitaria de la India, otorga Premios Swami Pranavananda en los campos de Educación, Sociología, Ciencias Políticas, Economía, Ciencias del Medio Ambiente y Ecología, con la participación de 132 universidades y diversas organizaciones nacionales.

Además, cada año, se otorgan Premios Nacionales Swami Pranavananda en el campo de la Filosofía, Psicología, Yoga, Periodismo, Paz etc., entregados en funciones públicas a distinguidas personalidades e Instituciones por su meritoria tarea. Swami Pranavananda ha sostenido diálogos con los más altos dirigentes de la India, incluyendo al Presidente, Vicepresidente, Primer Ministro y miembros del gabinete nacional, sobre temas de interés mutuo. Acerca de su intensa labor se han escrito numerosos libros para aquellas personas que deseen conocer la magnitud de su Obra en la India y en el mundo.

SU PARTICIPACIÓN
EN NUMEROSOS CONGRESOS

Además de dirigir los múltiples programas de sus Organizaciones, anualmente Swami Pranavananda participa activamente en congresos nacionales, internacionales y mundiales, así como también en simposios, coloquios y mesas redondas en diversos países, realizados sobre variados temas, en los cuales pronuncia discursos y hace uso de la palabra en diferentes idiomas, ante millares de profesionales científicos, médicos, políticos, diplomáticos y personas de todo el quehacer humano. Por ejemplo, en 1988 participó en 25 diferentes importantes eventos de esta naturaleza. Swami Pranavananda posee conocimientos acerca de cualquier tema e improvisa en forma vibrante, haciendo planteos profundos y un agudo análisis de los mismos.

97 LIBROS PUBLICADOS Y NUMEROSOS VIDEOCASSETES

Sobre su Vida, Obra y Enseñanzas, difundidas en todo el mundo, las casas editoras del continente americano han publicado hasta la fecha 97 libros acerca de diferentes temas de interés humano, que conforman una rica biblioteca par los buscadores y estudiosos. El libro No. 80 de 700 páginas, contiene 500 fotografías de Swami Pranavananda con estadistas y personalidades mundiales y 200 documentos históricos sobre su Labor Mundial Humanitaria. Además, se han realizado más de 80 videocassetes sobre su extraordinaria labor realizada en el mundo.

SU POSITIVA OBRA EN AMÉRICA LATINA EN LOS ULTIMOS 39 AÑOS

Después de un año de su extensa gira de conferencias en los Estados Unidos de Norteamérica y Canadá, Swami Pranavananda llegó por primera vez a la Ciudad de México, en junio de 1957, invitado por un ex-Presidente mexicano, quien organizó su primer Ciclo de Conferencias Públicas, las que fueron muy concurridas. Así comenzó su labor en América

Latina. Posteriormente fundó varias asociaciones civiles en la capital mexicana y frecuentemente visita este país para dirigir sus Instituciones. Entre los honores recibidos en reconocimiento a su excelente labor, fue galardonado como Miembro de Honor de la Legión de Honor Nacional de México, a la cual pertenecen las más distinguidas personalidades de este país. Durante estos 39 años ha viajado varias veces por todos los países de América Latina y el Caribe, promoviendo los ideales de integración latinoamericana, y ha participado en los foros regionales y conferencias continentales.

Así, por ejemplo, participó en la Conferencia Latinoamericana y del Caribe de Gobernadores, Intendentes y Legisladores, como Invitado Especial del Gobierno de la Provincia de Santa Fe, Argentina, realizada en esa ciudad en septiembre de 1986. Asimismo, tuvo una relevante actuación como invitado del Senado de México y de las Naciones Unidas, en la Primera Conferencia Interparlamentaria sobre el Medio Ambiente en América Latina y el Caribe, en la cual participaron diputados y senadores latinoamericanos, realizada en marzo de 1987. Esta conferencia fue inaugurada por el Presidente de México. Los relatos acerca de su participación en estas importantes conferencias se encuentran en los libros 65 y 69 de nuestras ediciones, intitulados "Paz Universal" y "Salud Mental, Medio Ambiente y Ecología".

Desde México en un extremo y Argentina en el otro, Swami Pranavananda promueve la integración regional. Ante el foro Mundial de Filosofía, en el cual participaron 2,000 filósofos de todo el mundo, realizado en la Universidad de Montreal, Canadá, en agosto de 1983, Swami Pranavananda concluyó uno de sus discursos, diciendo..."América Latina necesita unidad política, independencia económica y sobre todo el amor incondicional...". Sus conceptos sobre América Latina se encuentran publicados en los libros números 47, 72 y 78 intitulados "Los Filósofos Mundiales Escuchan a Swami Pranavananda", "Reflexiones sobre Filosofía Occidental" y "Reflexiones sobre América Latina".

El 14 de abril de 1989, cuando la Organización de los Estados Americanos (OEA) celebró el centenario de su fundación, el Dr. Swami Pranavananda participó en esta histórica conmemoración, en compañía de los embajadores latinoamericanos y otras personalidades.

SU LABOR PARA LAS NACIONES UNIDAS

Swami Pranavananda visitó por primera vez la sede central de las Naciones Unidas, en la ciudad de Nueva York, en diciembre de 1956 y sostuvo entonces un diálogo con el Presidente de la Asamblea General de esa Organización Mundial. En el transcurso de los últimos 39 años, Swami Pranavananda ha colaborado con las Naciones Unidas y ha promovido sus ideales y proyectos, para el mejoramiento de la humanidad en el mundo entero. Ha participado en conferencias mundiales, foros internacionales y reuniones nacionales, organizadas por las Naciones Unidas en diversos países. Swami Pranavananda es Fundador y Director del Movimiento para la Paz Universal, una de sus Organizaciones en Buenos Aires, Argentina, la cual fue designada oficialmente por el Secretario General de las Naciones Unidas, en Nueva York, como "MENSAJERO DE LA PAZ", en reconocimiento de su labor para la paz mundial. Durante los últimos 39 años, Swami Pranavananda ha mantenido insistente contacto con los dirigentes de esta Organización y ha dialogado con el Secretario General, así como también con diversos Presidentes de la Asamblea General, con los altos funcionarios del Consejo de Seguridad y la UNESCO, y otros Organismos de la ONU. Es frecuentemente invitado a participar en los variados programas de las Naciones Unidas. Ha expresado sus conceptos y pronunciado sus Mensajes más de un centenar de veces sobre variados temas, en diferentes foros y reuniones de las Naciones Unidas. Más detalles acerca de su tarea para esta Organización Mundial, se encuentran en los libros números 55, 57 y 64 de nuestras publicaciones, intitulados "Swami Pranavananda y su Labor para las Naciones Unidas", "Swami Pranavananda, Embajador de Buena Voluntad y Paz" y " El Desarme y la Paz Mundial".

REUNIONES Y DIALOGOS CON ESTADISTAS MUNDIALES

El Dr. Swami Pranavananda, "EMBAJADOR DE BUENA VOLUNTAD Y PAZ", ha tenido siempre la costumbre de dialogar con personas comunes y corrientes de diferentes sectores, así como también con dirigentes nacionales y estadistas mundiales. El objeto principal de sus conversaciones con los líderes políticos, diplomáticos, presidentes de diversos países y ministros de gabinete, ha sido intercambiar ideas y buscar soluciones adecuadas a los problemas que aquejan a la humanidad. Nunca ha solicitado ningún tipo de favor o ayuda a nadie. Sus reuniones con cualquier persona, no importa que fuera sencilla o un líder mundial, han sido desinteresadas, con el único objeto de hacer el bien a todos sin esperar nada. En el auditorio de sus Organizaciones en Buenos Aires, se encuentran alrededor de 700 cuadros con sus fotografías en compañía de estadistas, líderes nacionales, inernacionales y mundiales, así como también con embajadores de diversos países, lo cual constituye una magnífica muestra histórica a través de la fotografía, con sus correspondientes leyendas relativas a cada encuentro.

SU FECUNDA LABOR EN LA ARGENTINA DESDE HACE 35 AÑOS

Swami Pranavananda está radicado en la Argentina desde hace más de 30 años y llegó por primera vez a este país en el año de 1961. En esa oportunidad dictó una serie de conferencias públicas que contaron con gran cantidad de asistentes, en los auditorios y teatros de Buenos Aires. La prensa, radio y televisión argentinas, transmitieron sus mensajes a todo el país. También viajó a todas las provincias de la Republica Argentina y sostuvo conversaciones y diálogos con las más altas personalidades del gobierno nacional, provincial y municipal, así como también con los políticos, diplomáticos y distinguidos miembros de los poderes ejecutivo, legislativo y judicial. Asimismo, ha mantenido diálogos en varias ocasiones con los señores Presidente, Vicepresidente y con los ministros del gabinete nacional del actual gobierno argentino.

El Dr. Swami Pranavananda fue declarado "Huésped de Honor" por un decreto Oficial, del Intendente de la Ciudad de Santa Fe, en septiembre de 1988, en ocasión de ser invitado a participar en un congreso en esa ciudad argentina. Asimismo, el Dr. Swami Pranavananda fue integrante de una delegación de embajadores y diplomáticos de los países de Asia, que realizó una visita oficial a la Provincia de Córdoba, en abril de 1991. En esa oportunidad, el Presidente de la Cámara de Diputados, recibió a la delegación en el edificio de la Legislatura Provincial y luego les ofreció una cena. Al día siguiente, en la Casa de Gobierno de la ciudad de Córdoba, la delegación fue recibida por el Gobernador de la Provincia y posteriormente por el Intendente de la ciudad de Córdoba, la segunda ciudad en importancia de la Argentina. El Intendente declaró a Swami Pranavananda "Ilustre Visitante" de la ciudad de Córdoba, en una ceremonia efectuada en el Palacio Municipal de esa ciudad. Más tarde ofreció un almuerzo a la delegación. Durante esa visita oficial, el Intendente Municipal de Capilla del Monte, declaró al Dr. Swami Pranavananda, "Huésped de Honor" y posteriormente agasajó a los embajadores y diplomáticos con una cena. El Dr. Swami Pranavananda recibió también de manos de un embajador de la Cancillería Argentina, el Diploma al Mérito, en un acto realizado en Buenos Aires, en noviembre de 1991, con la presencia del Presidente de la Argentina y del Ministro de Cultura y Educación del país. Además, Swami Pranavananda fue condecorado en 1992 y 1993, en ceremonias públicas efectuadas en la Argentina, en reconocimiento de su labor realizada en el ámbito nacional e iternacional.

En homenaje a Swami Pranavananda, como parte de las celebraciones de los 40 años de Labor Mundial Humanitario fueron publicados en la Argentina dos importantes libros, los números 91 y 92 de nuestra serie de publicaciones, en español y en inglés, intitulados "Síntesis de la Biografía de Swami Pranavananda en Diferentes Idiomas del Mundo". También en homenaje a Swami Pranavananda, las Organizaciones Argentinas entregan anualmente en actos públicos los "Premios Swami Pranavananda". En l992, la Facultad de Filosofía y Letras de la Universidad de Buenos Aires, recibió el

"Premio Swami Pranavananda de Filosofía". Una destacada periodista, conductora de un programa de televisión del Canal de la Mujer, recibió el "Premio Swami Pranavananda de la Mujer". La Comisión Nacional Argentina de Cooperación con la UNESCO, del Ministerio de Cultura y Educación del gobierno argentino, recibió el "Premio Swami Pranavananda de Paz", en una espléndida función realizada en Buenos Aires, el 13 de agosto de 1993. El "Premio Swami Pranavananda de Filosofía", fué recibido por un respetado estadista, ex-Presidente de la Argentina. El "Premio Swami Pranavananda de la Mujer" fue entregado a una Diputada Nacional Presidenta de la Comisión de Familia, Mujer y Minoridad de la Honorable Cámara de Diputados de la Nación Argentina. El "Premio Swami Pranavananda de Paz", fue recibido por un Organismo Internacional de las Naciones Unidas. En esa misma fecha, el Dr. Swami Pranavananda, cumplió 32 años de su primera visita y de su exitosa labor en la Argentina. Con ese motivo recibió también un cálido homenaje público.

En la Argentina, Swami Pranavananda es Fundador y Director de Organizaciones educacionales y culturales, no lucrativas, en las cuales colaboran un centenar de hombres y mujeres de diferentes profesiones y oficios, con dedicación y alegría, para servir y ayudar a los argentinos. Estas Instituciones tienen su sede propia en un edificio céntrico de la Capital durante todo el año.

En el transcurso de los últimos 35 años, su fecunda labor en la Argentina ha ayudado a millares de personas para obtener la meta deseada. Su incomparable labor inspira a los ciudadanos para lograr el progreso, el bienestar, la paz y la marcha hacia el logro de la grandeza de la Argentina.

HONORES Y HOMENAJES MUNDIALES SWAMI PRANAVANANDA

El Dr. Swami Pranavananda "EMBAJADOR DE LA HUMANIDAD", quien es Fundador y Promotor de diversos Movimientos Históricos, ha recibido numerosos Títulos, Premios, Diplomas de Honor, Medallas, Testimonios Públicos y Homenajes en diferentes países, acerca de los cuales se dan detalles en los numerosos libros escritos sobre Su Vida, Enseñanzas y Labor Mundial Humanitaria. En reconocimiento de su Magna Obra, Organismos Oficiales han puesto el nombre de Swami Pranavananda a calles, plazas, jardines e importantes Instituciones. También se encuentran hermosas estatuas de Swami Pranavananda en diferentes países, realizadas como un homenaje más en gratitud de su maravillosa Misión Mundial.

7 PENSAMIENTOS DE SWAMI PRANAVANANDA

1.- Los seres humanos de cualquier país viven con libertades y derechos civiles; pero están esclavizados por sus hábitos, emociones, pasiones, instintos, complejos, miedos, temores, dificultades, tradiciones e inhibiciones y no pueden elevarse. Tienen libertad exterior y no tienen liberación interna que conduce hacia la paz y perfección.

2.- Ni el Estado ni ningún sistema socio-político pueden liberar a quien está atado por cadenas de ignorancia. Todo sufrimiento tiene su causa en la ignorancia. El individuo solamente puede ser liberado mediante el conocimiento superior y por el descubrimiento y realización de la Verdad, que es un estado de paz.

3.- Muchos dirigentes y estadistas hablan de paz y justicia social; pero en la práctica no lo corrobora su conducta. Hablan una cosa y hacen otra. Esta situación puede ser resuelta a través de la espiritualización de los líderes del mundo actual.

4.- Los diferentes países constantemente quieren efectuar grandes obras, pero olvidan formar a los hombres. Formación no quiere decir solamente crear grandes especialistas y técnicos en variados campos; es necesario el entrenamiento integral de los seres humanos, para que en todas las circunstancias de la vida sean honestos, dinámicos, armoniosos, llenos de paz y amor.

5.- La paz mental y la felicidad humana no pueden ser logradas únicamente mediante los adelantos científicos y tecnológicos, ni tampoco con el progreso material e intelectual. Las personas deben convencerse de que su orientación debe ser dirigida hacia los más altos valores de la meta humana.

6.- La vida brinda placeres y dolores; ganancias y pérdidas; éxitos y fracasos, alternadamente; uno debe permanecer indiferente a estos cambios, considerándolos como fenómenos naturales de la existencia. Estas dualidades no deben perturbar la estabilidad emocional y la paz mental.

7.- Es la paz individual la que prepara el camino hacia la paz universal. Establécela primero en tu corazón, compártela luego en tu hogar, irrádiala en tu comunidad y entonces que vibre de corazón a corazón hasta que penetre e impregne el Universo entero, a través de tu noble vida.

AUM SHANTI SHANTI SHANTI

INVOCACIÓN PARA LA PAZ MUNDIAL

PARA TODOS DESEAMOS LO AUSPICIOSO.
PARA TODOS DESEAMOS LA PAZ.
PARA TODOS DESEAMOS LA PLENITUD.
PARA TODOS DESEAMOS EL BIENESTAR.

SWAMI PRANAVANANDA.

Bibliografía

Devananda Swami Vishnu - Meditación y Mantras- Alianza Editorial, Madrid 1980.

Teufeksian, Alicia de- Hatha Yoga, Disciplina para la Salud Física y Mental- Argentina 1979.

Equipo de la Revista "Integral"- El Arte del Masaje- Barcelona, España- l992.

M. E. Peuny Baker- La Meditación- New York, U. S. A.- 1975.

Bibliografia

TÍTULOS DE ESTA COLECCIÓN

Do-in. *May Ana*

Herbolaria Mexicana. *Dr. Edgar Torres Carsi*

Renacer con las Flores de Bach. *Fils du Bois*

Sanación. Reiki. *Peychard C. G.*

Un Arte de Ver. *A. Huxley*

Reiki. Guía Práctica. *Bill Waites y Maestro Naharo*

Reiki Plus. La Curación Natural. *David G. Jarrell*

Reiki Plus. Manual de Práticas Profesional. (Segundo Nivel). *David G. Jarrell*

Colores y Aromas. *Susy Chiazzari*

Escuchando a tu Alma. *Dick Wilson*

La Energía Interior. *Richard M. Chin*

Las Maravillas del Masaje. *Imelda Garcés G.*

Impreso en los talleres de
Trabajos Manuales Escolares,
Oriente 142 No. 216
Col. Moctezuma 2a. Secc.
Tels. 5 784.18.11 y 5 784.11.44
México, D.F.